Carina Zinkeisen

„Lexikon der Heilpflanzen in pandemischen Zeiten“

Wie Sie Ihr Immunsystem stärken,

Erkältungen und Viruserkrankungen natürlich vorbeugen und behandeln

ersa Verlag

„Lexikon der Heilpflanzen in pandemischen Zeiten“

Wie Sie Ihr Immunsystem stärken,
Erkältungen und Viruserkrankungen
natürlich vorbeugen und behandeln

Carina Zinkeisen

1.Auflage 2021
ersa Verlag
www.ersa-verlag.de
ISBN 978-3-948732-06-6

Printed in Germany

ersa Verlag UG (haftungsbeschränkt)
Gagzow, Dorfstr.15,
23974 Krusenhagen/Germany

Inhaltsverzeichnis

Vorwort

Als Heilpraktikerin und leidenschaftliche „Botanikerin“ ist es mir ein Anliegen, ein Buch über ganz besondere Pflanzen zu schreiben. Pflanzen, die in der Lage sind, gegen Viren und Bakterien zu wirken. Pflanzen, die unser Immunsystem stärken.
Pflanzen, die der Seele guttun und unsere Psyche stärken, damit wir mental besser durch Krisen kommen, was sich auch positiv auf unser Immunsystem auswirkt. Pflanzen, die im Zuge der Pandemie eventuell Leben retten können.

Die Idee, dieses Buch zu schreiben, kam mir durch die Aussage einer Freundin, „dass wir heutzutage keine Erfahrungen mit Pandemien haben“. Nicht wie unsere Vorfahren, die sich vor Pest, Cholera, TBC und vor der Entdeckung der Grippeimpfung auch vor der Grippe schützen mussten.

Dies spiegelt sich auch in der Weltliteratur wider.
Man denke nur an Puccinis Oper „La Boheme“, wo die tragische Mimi an der Schwindsucht dahinsiecht, an Thomas Manns „Zauberberg“, wo es keine Hilfe für die Lungenkranken gibt.
Auch mein Lieblingsautor Theodor Fontane ließ „seine“ Effi Briest an einer Mischung aus Schwindsucht und gebrochenem Herzen sterben.
Eigentlich hatte sie alles überstanden. Die öffentliche Schande, als ihr Mann sie wegen Ehebruch aus dem Haus wirft und ihr die Tochter wegnimmt.
Aber dann sitzt sie lange während der kühlen Maitage bei Ihren Eltern im Freien und das Unheil nimmt seinen Lauf.

„Sie wurde fiebrig, hustete viel und der Doktor, der jeden dritten Tag herüberkam, kam jetzt täglich und war in Verlegenheit, wie er der Sache beikommen solle, denn die Schlaf- und Hustenmittel, nach denen Effi verlangte, konnten ihr des Fiebers wegen nicht gegeben werden.“ [1]

Effi war, ähnlich wie Thomas Manns Lungenkranke, rettungslos verloren.
Was mich zu meinen Fragen führte:
Gab es wirklich keine Rettung?
Welches „alte“ Wissen können wir heute noch nutzen?
Welche „altbekannten“ Pflanzen stehen uns heute zur Verfügung, um Bakterien und Viren abzuwehren und das Immunsystem zu stärken?
Gibt es alte „bewährte“ Rezepturen?

Dies interessiert mich besonders, da ich ursprünglich Geschichte studiert und mich immer sehr für Medizingeschichte interessiert habe.

Einleitung – Wie können Sie dieses Buch nutzen?

Mit den Heilpflanzen aus diesem Buch können Sie Ihre Psyche und Ihr Immunsystem stärken, Viren und Bakterien entgegenwirken und Symptome einer akuten Infektion wie Halsschmerzen, Husten und Fieber behandeln.

In der Naturheilkunde gibt es nämlich verschiedene Ansätze, wie man virale und bakterielle Erkrankungen behandeln kann. Das Hauptaugenmerk sollte in erster Linie immer auf der Stärkung der körpereigenen Abwehr liegen. Stressmanagement, guter Schlaf, gute Ernährung, Polyphenole, ausreichend Vitamin C, Eisen und Zink und eine gesunde Schleimhaut, die nicht zu trocken ist (*bei Masken oft ein großes Problem*).
Mit einer guten Ernährung und einer gesunden Schleimhaut haben die Viren es schwerer, sich in der Schleimhaut anzusiedeln und zu vermehren.

Das Buch ersetzt natürlich keinen Arzt, Heilpraktiker oder Apotheker.

Wer sich krank fühlt, Kontakt zu einer Person, die an Covid-19 oder auch an der Influenza erkrankt ist, hatte oder in einem Risikogebiet war, der soll seinen Hausarzt kontaktieren und weitere Schritte (Tests…) besprechen.

Das Buch ersetzt auch nicht die AHA – Regeln:

- Abstand halten, Menschenmassen meiden
- Hygiene – nicht in die Hände husten oder niesen, sondern in die Ellenbeuge, Händewaschen (*mindestens 20 Sekunden mit Flüssigseife, danach mit einem neuen sauberen Handtuch trocknen*), Händedesinfektion
- Alltagsmasken

Die Phytotherapie ist wie gesagt immer eine Ergänzung zu der schulmedizinischen Behandlung und zu den AHA - Regeln wie das Tragen eines Mundschutzes, Abstandhalten, zu Hause bleiben (*wenn möglich*), das Meiden von Menschenmassen, regelmäßiges Händewaschen/Desinfizieren und Desinfizieren von Flächen…

Doch nun in „medias res".

Viel Spaß beim Lesen und natürlich auch beim Anwenden.
Ihre Carina Zinkeisen.

Agaricus blazei Murrill - der Sonnenpilz

Dieser Vitalpilz ist eine wahre Wunderwaffe für das Immunsystem und auch ein wohlschmeckender Speisepilz. 1947 beschrieb der amerikanische Biologe William Alphons Murrill diesen Pilz, weswegen er auch nach ihm benannt ist.

Er „hört" aber auch auf klangvolle Namen wie „Sonnenpilz", „Mandelpilz" oder „Pilz des Gottes" und wuchs ursprünglich in den Regenwäldern Brasiliens. Riecht und schmeckt mandelartig und gilt als Gourmetpilz.
Der Pilz enthält viele Vitamine, Mineralstoffe, Eisen, Aminosäuren und ganz viele Polysaccharide. Der Murrill wirkt tumorhemmend und stärkt das Immunsystem. Es kommt zu einer Vermehrung der T-Lymphozyten, der körpereigenen Fresszellen und der Killerzellen. Essentiell, um Viren, Bakterien, pathogene Pilze und Tumorzellen zu zerstören. Stärkt das Immunsystem.

Kleiner Tipp: Ich besorge meine Vitalpilze bei *Heilpilze Hawlik* in meinem Dorf. Diese haben aber auch einen Onlineshop. Die Adresse finden Sie im Anhang dieses Buches. Man wird kompetent beraten (auch online) und sie haben gute Bücher über Heilpilze, aus denen ich hier auch vortrage und die gut zu lesen sind – Literaturliste ebenfalls im Anhang.

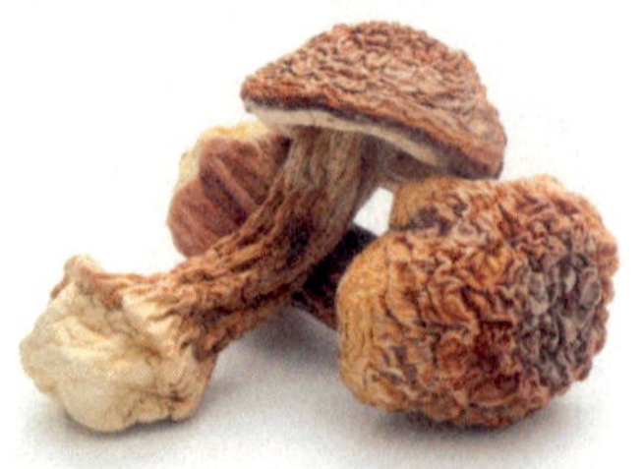

Getrockneter Agaricus blazei Pilz

Alant - Sonnenkraft für Körper, Geist und Seele

Im Mittelalter in den Klöstern braute man gerne Alantwein, um den heiligen Paulus zu ehren, ein Allheilmittel für Magen und Verdauung, aber auch für die Lunge und angeblich auch gegen die Pest. Heute wird die alte Klosterpflanze gern eingesetzt, um die Verdauung anzuregen und Bronchitiden zu heilen. Alant soll speziell bei Verschleimung sehr gut helfen.

Der echte Alant (*Inula Helenium*) ist ein sogenannter Korbblütler und hat schöne gelbe Blüten, die an die Strahlen einer Sonne erinnern. Schon allein der Anblick hebt die Stimmung und eine gute Laune stärkt das Immunsystem. Die großlappigen Blätter haben laut Paracelsus einen Bezug zu großlappigen Organen wie der Leber und der Lunge.

Die Wirkstoffe der Pflanze sind vor allem Bitterstoffe und ätherische Öle, die ins Kampferartige gehen. Bitterstoffe sind gut für die Leber, den Magen, regen die Gallenproduktion an und verbessern die Verdauung. Ganz wichtig für den Darm, der ja immens wichtig für das Immunsystem ist.

Die ätherischen Öle und der Wirkstoff *Helenin* wirken antibakteriell speziell bei Tuberkulose, Staphylokokken und auch Pilzen, die sich ja allesamt gerne als Superinfektionen auf eine virale Lungenentzündung aufpfropfen können.

Rezept: „Alantwein“ (*meine Oma, die eine kräuterkundige Frau war, bereitete ihn gerne bei Husten zu, die meisten der Rezepte in diesem Buch sind von ihr*)

40 g getrocknete Alantwurzel mit 1/8 Liter 70 % igem Alkohol gut bedeckt in ein Glas füllen und 24 Stunden ziehen lassen.
Danach mit 1 Liter gutem Weißwein übergießen und 10 Tage ziehen lassen. Anschließend abseihen und in Flaschen füllen.

Cave: Nicht in der Schwangerschaft, kann Wehen auslösen, da der Alant den Uterus kräftigt und anregt.
Nicht bei Allergie auf Korbblütler.
Kann im Übermaß Durchfall und Erbrechen auslösen.

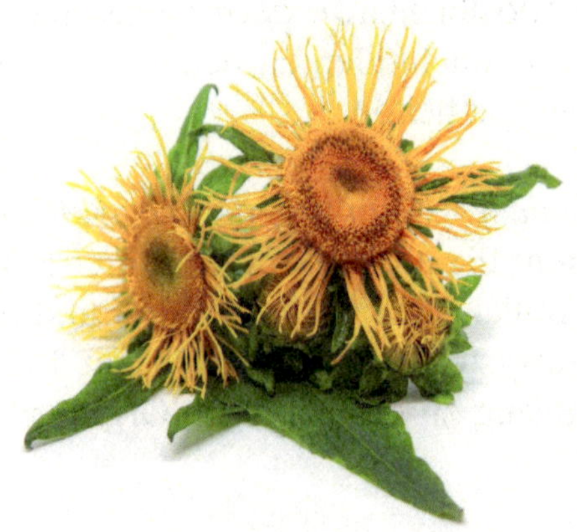

Echter Alant (Inula Helenium) ist eine Pflanze aus der Familie der Korbblütler. Sie wird bereits seit der Antike als Heil- und Gewürzpflanze verwendet.

Amla - Immunpower auf indisch

Amla ist die indische Stachelbeere und sieht der unseren zum Verwechseln ähnlich.
Wachsen tut sie allerdings in den Tropen und auf Bäumen.

Der Amlabaum (*Phyllanthus Emblica*) ist eine tropische Pflanze aus der Familie der Phyllanthaceae. Umgangssprachlich ist er auch unter den Namen *Indische Stachelbeere, Myrobalanenbaum* oder *Myrobalan* bekannt. Seine Frucht wird entweder als *Indische Stachelbeere* oder kurz als *Amla* bezeichnet.

Die Amla-Beere hat super viele Antioxidantien und sehr viel Vitamin-C. Sehr gut für das Immunsystem und soll auch Cholesterine senken sowie den Blutdruck regulieren [2].

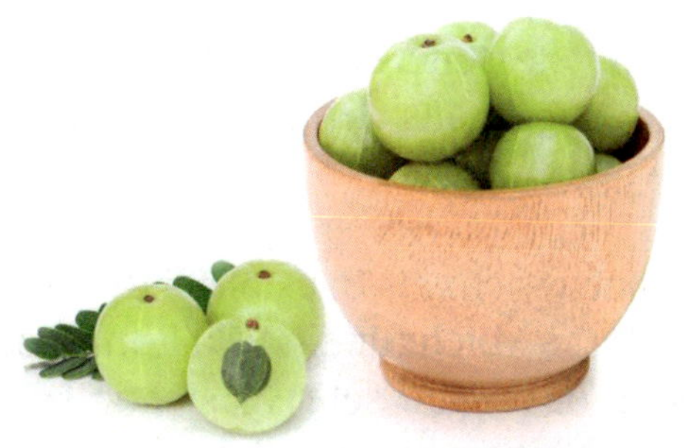

Amla ist sehr gut erforscht und ihr werden in vitro antivirale und antimikrobielle Eigenschaften nachgesagt.

Amla kann man in Kapselform oder als Pulver einnehmen, gibt es aber auch als Fruchtmuss (Chyavanprash). Sehr lecker und perfekt zur Stärkung des Immunsystems und auch nach Infekten zur Rekonvaleszenz – zum Beispiel von „Amla Natur“ in gut sortierten Bioläden oder Asia Läden.

Angelikawurzel – Immunkraft per excellence

Die *Angelika*, oder auch *echte Engelwurz* oder *Erzengelwurz*, wächst in ganz Europa wild auf Wiesen und an Flussufern. Speziell die Wurzel hat sehr viele wirksame Inhaltsstoffe und wird in vielen Lebenselixieren verarbeitet.
Man denke nur an Melissengeist, den sizilianischen Bitterlikör Averna oder das spagyrische Komplexmittel *Aquavit*, welches ebenfalls die gute Erzengelwurz enthält. Viele ätherische Öle, Bitterstoffe und Harze sind in der Wurzel enthalten.
Aquavit von Soluna wirkt super immunsteigernd, ich nehme es gerne im Herbst und im Winter, wenn alles schnieft und hustet.
Im Mittelalter haben die Menschen versucht, sich mit dem kostbaren Öl gegen die Pest zu schützen.
Macht Sinn, da das Öl den fröstelnden Körper erwärmt und die körpereigene Abwehr bei Ansteckungsgefahr hochfährt, den Körper auch ganz allgemein kräftigt. Wirkt schleimlösend.
Auf der psychischen Ebene hilft die Angelika gegen Angstattacken und kräftigt Körper, Geist und Seele.

Kleiner Tipp: Immer die Wurzelessenz kaufen. Sie ist zwar wesentlich teurer als das preiswerte Öl aus den Angelikasamen, aber auch wesentlich wirkungsvoller.

Geben Sie 5 Tropfen auf 1 El Jojobawachs als Brustöl bei Bronchitis oder 5 Tropfen in eine kleine Tasse Milch für ein Erkältungsbad. Cave: Kann phototoxisch wirken, deswegen sehr vorsichtig sein, wenn Sie sehr hellhäutig sind. Nicht sonnenbaden, kann die Lichtempfindlichkeit erhöhen. Wenn man in der Natur der Pflanze zu nah kommt, kann es sogar zu Verbrennungen an der Haut kommen. Nicht in der Schwangerschaft, da es den Uterus kräftigt und wehenanregend wirkt. [3] Sehr spannend ist auch die *chinesische Engelwurz*, die in der TCM (*traditionelle chinesische Medizin*) die weibliche Fruchtbarkeit stärkt, aber auch Zytokinkaskaden hemmen kann.

Ashwagandha – Stärkung auf indisch

Die Schlafbeere (*Withania Somnifera*) wird im Sanskrit, der Gelehrtensprache des alten Indiens, *Ashwagandha* genannt. Der Name „Schlafbeere“ weist auf den entspannenden und schlaffördernden Charakter der Pflanze hin.
Zudem kann man Ashwagandha auf Deutsch auch mit „Kraft des Pferdes“ übersetzen, was auf die kräftigende, vitalisierende Wirkweise der Pflanze hinweist. Die Pflanze wird auch als *Winterkirsche* bzw. seltener als *indischer Ginseng* bezeichnet und gehört zur Pflanzengattung *Withania.*

Ashwagandha kann man als *Nervennahrung und Tonikum* bezeichnen. Gerade in der absolut stressigen Corona-Zeit essentiell, da ein ausgeruhter Körper und Geist widerstandsfähiger ist.
Ashwagandha wirkt stressmindernd und beruhigend, da es Ungleichgewichte an Hormonen und Neurotransmittern ausgleicht. Es hilft bei Angst- und Panikzuständen und bei Depressionen, sehr gut auch bei Stress und Schlafstörungen, die derzeit krisenbedingt sehr zunehmen.

Viele Menschen leiden aktuell an Schlafstörungen, sei es aufgrund von Dauerstress wie Homeoffice oder Homeschooling, aber auch Sorgen um die eigene Gesundheit oder um die finanzielle Situation. Auch die vielen negativen Nachrichten über den Virus und seine Gefahren, stressen sensible Menschen und führen zu Ein – und Durchschlafstörungen.

Mit Ashwagandha setzen wir dem Teufelskreis von Stress und schlechtem Schlaf ein Ende. Ashwagandha senkt den Kortisolspiegel im Körper, man verspürt weniger Stress und kann besser einschlafen – was wiederum zu einer besseren Lebensqualität führt; und eine bessere Lebensqualität bedeutet langfristig ein geringeres Risiko für Depressionen und auch ein besseres Immunsystem. Ich nehme Ashwagandha jeden Abend vor dem Schlafengehen.

Ashwagandha kommt sowohl zur Stärkung des Geistes als auch des Körpers zum Einsatz. Sportler schwören auf die leistungssteigernde Wirkung, es kann aber auch zu Übelkeit kommen.[4]

Die Firma Biogena hat mit dem Ashwagandha ein gutes Schlafmittel kreiert, den „Amino Abendtrunk", welcher vielen meiner Patienten wirklich guttut und wirkt.
Der „Amino Abendtrunk" enthält außer Ashwagandha zum Beispiel noch *Tryptophan*, aus dem der Körper das „Schlafhormon" Melatonin selber herstellen kann und zusätzlich Magnesium, Hopfen und Vitamin B6, allesamt schlaffördernd und nervenstärkend.

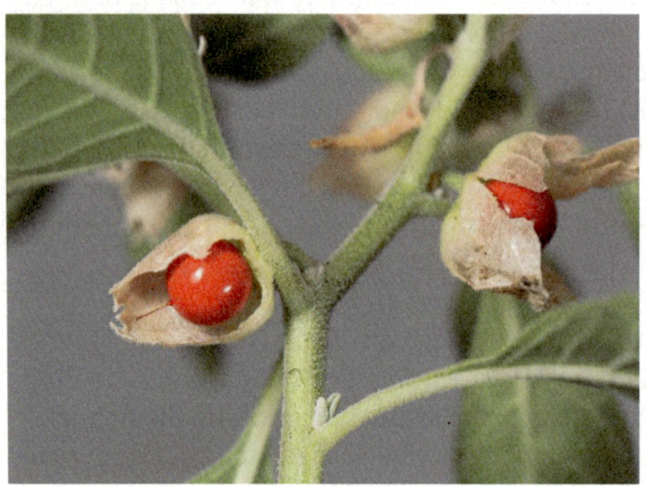

Auch im lokalen Reformhaus gibt es gute Ashwagandha-Produkte, die ich hier kurz auflisten will:

- *Alsiroayal mit Ashwandha Extrakt*
- *Neuro Balance Tonikum von Salus*
- *Bakanasan Nervenextrakt mit Ashwagandha, B Vitaminen, Lavendel und Passionsblume – wirkt super.*

Cave: In der Schwangerschaft und Stillzeit darf Ashwagandha wegen der leichten Hormonwirkung nicht verwendet werden.

Bärentraubenblätter – Pflanzenantibiotikum für den Urogenitaltrakt

Covid-19 ist leider ein recht „systemischer" Virus, der unter anderem auch an die Niere und die Harnleiter gehen kann. Hier bieten sich die Bärentraubenblätter an, die als *pflanzliches Antibiotikum* bezeichnet werden können.

Die Bärentraube (*Uvae Ursi Folium*) ist ein immergrüner Zwergstrauch. Sie ist seit dem Mittelalter als Heilpflanze bekannt und wird erstmalig schon im 13. Jahrhundert in englischen Kräuterbüchern erwähnt. Man verwendete Bärentraubenblätter sogar beim gefürchteten Tripper, der *Gonorrhoe*.

Die roten Beeren des Strauches zeigen uns schon den Bezug zu Entzündungen, vor allem zu blutigem Urin an. Die Beeren schmecken sehr zusammenziehend, was auf einen hohen Gerbstoffgehalt hinweist. Gerbstoffe trocknen Entzündungen aus und wirken antibiotisch.
Der pharmazeutisch relevante Teil der Bärentraube sind jedoch die kleinen ledrigen Blätter mit ihrem Inhaltsstoff *Arbutin*, von dem man heute weiß, dass dieser antibakteriell wirkt und damit die häufigsten Erreger von Harnwegsinfektionen abtötet. Zudem wirken die Inhaltsstoffe von Bärentraubenblättern antientzündlich und fördern so die Heilung der entzündeten Schleimhäute der Harnwege.

Bärentraubenblätter sind ein gutes pflanzliches Breitbandantibiotikum für den Urogenitaltrakt, helfen sogar bei Nierenbeckenentzündungen. Wirken gegen Colibakterien, Ureaplasmen, Staphylokokken, Streptokokken.
Vor allem deswegen wichtig, weil speziell bei bettlägerigen Covid-19- oder Grippe-Patienten schnell eine Blasenentzündung entstehen kann.

Wirkt am zuverlässigsten im alkalischen Harn, bei Blasenentzündungen ist der Harn aber ohnehin oft alkalisch. Wenn nicht (*per Urinteststreifen den PH Wert messen*), dann am besten den Urin ansäuren, zum Beispiel durch das Trinken von Orangensaft.

Bärentraubenblättertee aus der Apotheke oder vom Kräuterladen kalt ansetzen. 2 TL auf eine große Tasse Wasser geben, 2 Stunden (kalt) ziehen lassen und dann leicht auf Trinktemperatur erwärmen. Nicht kochen!

Cave: Nicht bei kleinen Kindern, nicht in der Schwangerschaft (*wehenanregend*) anwenden. Wer einen schwachen Magen hat, verträgt eventuell die Gerbstoffe nicht.

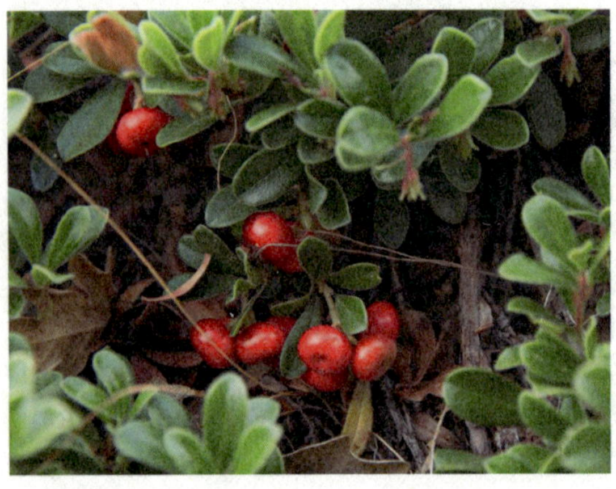

Auch gut sind Cystinol Tabletten mit den Wirkstoffen der Bärentraubenblätter.
www.cystinol.de

Beifuß - Artemesia annuale

Der Einjährige Beifuß (*Artemisia Annua*) ist eine Pflanzenart in der Gattung Artemesia. Bekannter ist in der Heilkunde der *Artemesia Vulgare*. Dieser wird gerne in der Frauenheilkunde eingesetzt, wenn Frauen über Termin sind und sich nichts tut beim Entbinden oder auch, wenn die Nachgeburt nicht raus will und der Wochenfluss viel zu schwach ist.

In diesem Jahr machte allerdings nicht der *Vulgare*, sondern der *Annuale* (*der einjährige*) von sich reden.
Das in der Pflanze gebildete *Artemesinin* wird von der TCM schon lange erfolgreich als Mittel gegen Malaria eingesetzt. 2015 wurde die chinesische Pharmakologin Tu Youyou für die Substanzgewinnung von Artemesinin mit dem Medizin-Nobelpreis ausgezeichnet. [5]
Während der Covid-19-Krise wurde in diesem Jahr in Madagaskar ein Kräutertrunk mit einjährigem Beifuß als Basis entwickelt, um der Krankheit entgegenzuwirken. [6]

Seit April 2020 werden am Max-Planck-Institut in Potsdam Studien an Zellkulturen durchgeführt, um Extrakte aus einjährigem Beifuß auf ihre Wirksamkeit gegen Covid-19 zu untersuchen. Im Juni 2020 berichteten die Forscher von einer festgestellten antiviralen Wirkung des Blätterextrakts, welche sich durch die Hinzugabe von Kaffee noch erhöhte. Jedoch zeigte sich Artemesinin allein als nur wenig wirksam gegen die Viren, anscheinend aber in der Kombi mit Kaffee oder Tee.[7, 8]

Auch die deutsche Apotheker-Zeitung empfiehlt die Einnahme von Artemesia Annua.[9]
Ich bestelle meinen Artemesia-Annuale-Pflanzenauszug online bei Kasimir und Liselotte, Telefonnummer 03327 5449107. Die Tropfen in heißes Wasser geben und ca. 30 Minuten vor dem Essen bei einer Grippe trinken.

Cave: Nicht zusammen mit anderen Pflanzen einnehmen und nicht prophylaktisch, sondern nur, wenn Sie wirklich krank sind für ca. 1 bis 2 Wochen. Ich habe die Pflanzentinkturen gerne als Vorrat bei mir zuhause.
Nicht bei Allergie auf Korbblütler und wenn Sie auf Beifußpflanzen allergisch sind.
Wenden Sie Beifuß auch nicht in der Schwangerschaft an, da er stark menstruationsfördernd und damit wehenanregend wirkt.

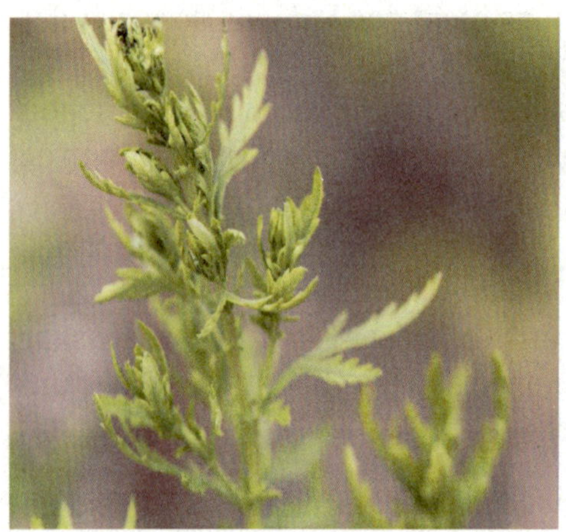

Das in der Pflanze gebildete Artemesinin wird von der TCM schon lange erfolgreich als Mittel gegen Malaria eingesetzt. 2015 wurde die chinesische Pharmakologin Tu Youyou für die Substanzgewinnung von Artemesinin mit dem Medizin-Nobelpreis ausgezeichnet.

Benzoe Siam - ein Wundbalsam

Benzoe ist das Harz verschiedener Styraxbäume. Diese wachsen in Kambodscha, Vietnam, Thailand oder Laos.
Harze sind ja ursprünglich dafür da, die Wunden an ihrem jeweiligen Baum zu kitten. Deshalb wird Harz auch in der Medizin gerne als Wundbalsam für Haut – und Schleimhautwunden eingesetzt.

Sehr gut bei Husten und Asthma, aber auch bei Halsschmerzen. Super auch prophylaktisch, da gerade das Tragen einer Maske über längere Zeit die Mund – und Rachenschleimhaut austrocknet und trockene Schleimhäute sich schneller entzünden können. Ein Teufelskreislauf, den man mit Benzoe Siam eventuell durchbrechen kann.

Rezept für Nasenöl:

- 2 Tropfen Thymianöl
- 1 Tropfen Myrte
- 1 Tropfen Benzoe Siam
- 10 ml Mandelöl
- 1 Roll on Fläschchen

Ätherische Öle in das Mandelöl geben. Schwenken, so dass sich die Öle miteinander vermischen. Bei Bedarf auf die Haut rund um die Nase auftragen.

Baldrian - Entspannung pur

Wenn ich im Internet die Corona-Fallzahlen meines Landkreises google, dann erscheint auch gleich ein Artikel zu dem Thema. „*Wie gehe ich mit der Situation um? Psychische Beschwerden sind keine Seltenheit.*“

Eine heimische Pflanze, die sehr gut helfen kann, ist der Baldrian. Der *echte Baldrian* (Arzneibaldrian), der auf den wunderschönen Namen *Valeriana* hört, ist die perfekte Pflanze zum Beruhigen der Nerven, sie lindert (*Prüfungs-*) Ängste und fördert das Ein - und Durchschlafen.

Den Zubereitungen aus der Wurzel des Baldrians (*Valeriana officinalis L.*) werden beruhigende und schlaffördernde Eigenschaften zugeschrieben. Baldrian kann bei Schlafstörungen, Unruhe- und Spannungszuständen, Nervosität, Reizbarkeit und bei Prüfungsangst eingesetzt werden. Am besten dreimal täglich. Zur Schlafförderung wird Baldrian eine Stunde vor dem Zubettgehen eingenommen. [10]

Viele von Ihnen werden Fertigpräparate wie *Baldriparan* oder *Sedariston* kennen, die sehr gut helfen. Man kann aber auch ganz simpel Baldriantee trinken, am besten abends vor dem Schlafengehen.

Ich gebe auch gerne Baldrianurtinktur ins Massageöl. Wirkt entspannend und meine Patienten berichten über einen besseren Schlaf. Für die Selbstmassage wäre ein Einölen der Füße mit Sesamöl gut, dem man einen Tropfen Baldrianurtinktur zugegeben hat. Riecht etwas eigenartig, außer man ist eine Katze, dann liebt man es.

Cave: Zu den möglichen unerwünschten Wirkungen gehören Verdauungsbeschwerden und Überempfindlichkeitsreaktionen. Ich hatte leider auch einen Unikollegen, der vor seiner mündlichen Prüfung Baldrian einnahm, es nicht vertrug und eine ganze Stunde nicht Muh und Mäh sagte und natürlich eine 6 erhielt. Deswegen auch vorsichtig sein, wenn man Baldrian das erste Mal nimmt und sich auf Arbeit sehr konzentrieren muss oder schwere Maschinen bedient. Eine schwangere Patientin von mir versemmelte mit Baldrian eine Prüfung, ebenso eine HP – Kollegin von mir.

Funfact: Katzen (mein Kater besonders) fahren auf Baldrian ab. Es kann sein, dass Sie nachts Besuch von Ihrer Katze bekommen, wenn Sie Baldriantee trinken.

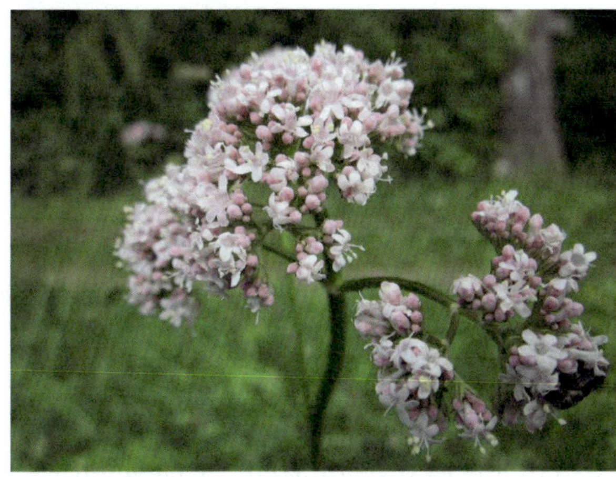

Der Baldrian galt besonders im 16. Jh. als ein Allheilmittel des kleinen Mannes. So galt es als Arznei gegen Augenleiden oder als Prophylaxe gegen Pestilenz. Auch zur Förderung der Verdauung und gegen Magenschmerzen wurde es empfohlen.

Bergamotte – Seelentrost an trüben Tagen

Der Shutdown im Frühjahr hatte einen Vorteil: Viel Sonne und gutes, warmes Wetter. Lass ihn bei trübem Wetter stattfinden und schon ist es mit psychischer Gesundheit und Immunlage der Menschen ganz anders bestellt. Aktuell im November wird der Shutdown jetzt bei manchen Menschen, zum Beispiel mit der ohnehin vorhandenen Veranlagung zu Novemberblues oder Winterdepression, zusammenfallen.

Hier kann die stimmungsaufhellende Bergamottefrucht gut helfen. Der Bergamottebaum, eine Kreuzung aus Bitterorange und Zitrone, wächst vor allem in Süditalien, ich habe aber auch mal im Türkei-Urlaub in der Nähe von Kemer eine schöne Plantage entdeckt. Wir alle kennen den unverwechselbaren Duft von Bergamotte in Earl Grey Tee oder auch bei einem Eau de Cologne.

Auf der psychischen Ebene bringt Bergamotte Licht ins Dunkle. Super bei Winterdepressionen oder einem Shutdown bei schlechtem Wetter. Löst auch Ängste und hat mir als ängstlicher Natur im Shutdown oft sehr gutgetan. Ich habe mir ein Duftlämpchen mit Bergamotte-Öl und ein wenig Lavendel gemixt, neben meinen Laptop gestellt. Wirkt zum einen entspannend und beruhigend, aber auch tonisierend und kräftigend.

Super schön zum Entspannen und Runterfahren ist auch ein warmes Vollbad (*ich gestehe, ich liebe Baden – für mich ein Allheilmittel) mit Bergamotte und Ylang-Ylang, je 3 Tropfen*). Gut mischbar ist das Bergamotteöl auch mit dem kostbaren *Rosenöl*, welches der Psyche sehr guttut. Rose ist ein wahrer Herzenströster und Bergamotte weckt die Lebensgeister.

Cave: Bergamotte erhöht die Lichtempfindlichkeit. Deswegen nicht Sonnenbaden, wenn man ein Massageöl mit Bergamotte verwendet hat. Man kann auch statt Bergamotte Bitterorange oder

Blutorange nehmen, sind ebenfalls harmonisierende, kräftigende, stimmungsaufhellende Öle, die aber auch lichtempfindlicher machen und phototoxisch reagieren können. Deswegen immer Vorsicht mit Sonnenbaden und Solarium, gerade bei hellhäutigen, lichtempfindlichen Menschen.
Ansonsten sind diese angenehmen Zitrusöle wahre Booster für die Seele und eine starke Psyche kann sich positiv auf das Immunsystem auswirken.

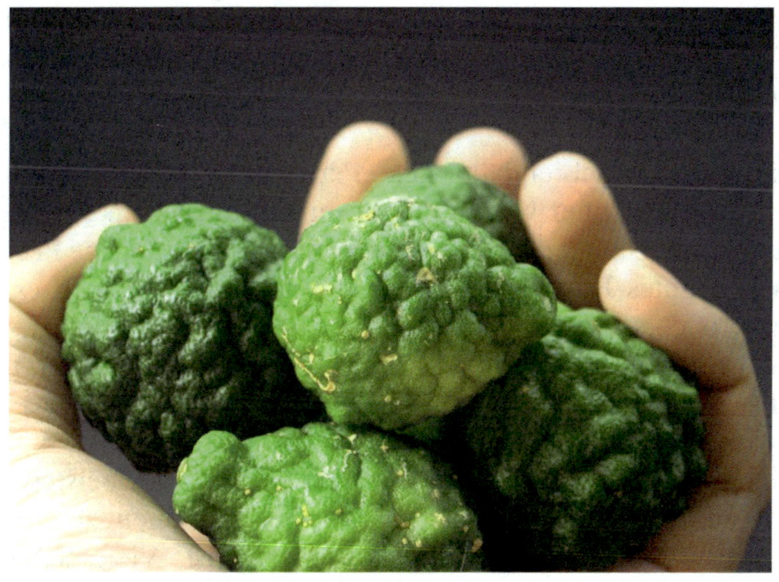

Die Frucht der Bergamotte wird nicht als Obst verwendet, sondern hauptsächlich wegen der enthaltenen ätherischen Öle angebaut, die in der Bergamotteschale enthalten sind.

Brennnessel – heimische Superfood

Wir tendieren immer dazu, in die Ferne zu schweifen, dabei liegt das Gute so nah. In diesem Fall: Unsere heimische Brennnessel, ein wahres Powerfood.

Der botanische Name unserer Brennnessel lautet *Urtica Dioica. Urtica* ist lateinisch und heißt „brennen". Zugeordnet ist diese wehrhafte Pflanze mit ihrem Brennhärchen dem Kriegsgott Mars. Dies weist darauf hin, dass die Pflanze über wahrhafte Zauberkräfte verfügt und für uns, wenn wir schwächeln, in die Bresche springt.

Die Brennnessel enthält viele Flavonoide, Chlorophyll und Eisen, welches super wichtig für unser Immunsystem ist. In den Brennhaaren befinden sich *Serotonin* und *Acetylcholin.* Die Früchte enthalten gutes Fett, Linolsäure und Vitamin E, weshalb es für Männer auch super bei Kinderwunsch ist und ich meinen Patienten mit Kinderwunsch immer empfehle, Brennnesselsamen über das Essen zu streuen.

Den Brennnesseltee an und für sich werden die meisten von Ihnen ohnehin kennen. Guter Tee bei Blasenentzündungen und Nierenproblemen, da er harnfördernd ist. Viele Schwangere trinken ihn als Hilfe gegen Ödeme und wegen dem Eisen. Rheumatiker schwören auf die entschlackende und blutreinigende Wirkung.

Wahres Powerfood sind wie gesagt die Brennnesselsamen. Sie enthalten sehr viel Eisen und spenden Kraft. Eisen ist ein wahrer Immunbooster und Eisenmangel schwächt das Immunsystem. Gerade Frauen leiden wegen der Menstruation und auch in der Schwangerschaft an Eisenmangel und merken dies an Müdigkeit, Abgeschlagenheit, Infektanfälligkeit und eingerissenen Mundwinkeln.

Im Spätsommer kann man die Brennnesselsamen selber pflücken und über das Essen streuen. Zum Trocknen ein paar Stunden auf Papier legen. Hat super viel Eisen. Viele meiner Schwangeren nutzen die Brennnessel in dieser Form gegen Eisenmangel.

Cave: Kann manchmal Allergien auslösen u.a. bei Histaminintoleranz. Menschen mit herz - und nierenbedingten Ödemen sollten mit Brennnessel vorsichtig sein.

Ansonsten ein heimisches, sehr preiswertes und gut selbst sammelbares (*oft im Wald am Wegrand*) Stärkungsmittel. Auf hundefreie Sammelplätze achten und nur bei gutem, trockenem Wetter pflücken gehen. Schimmelt bei Regenwetter leicht.

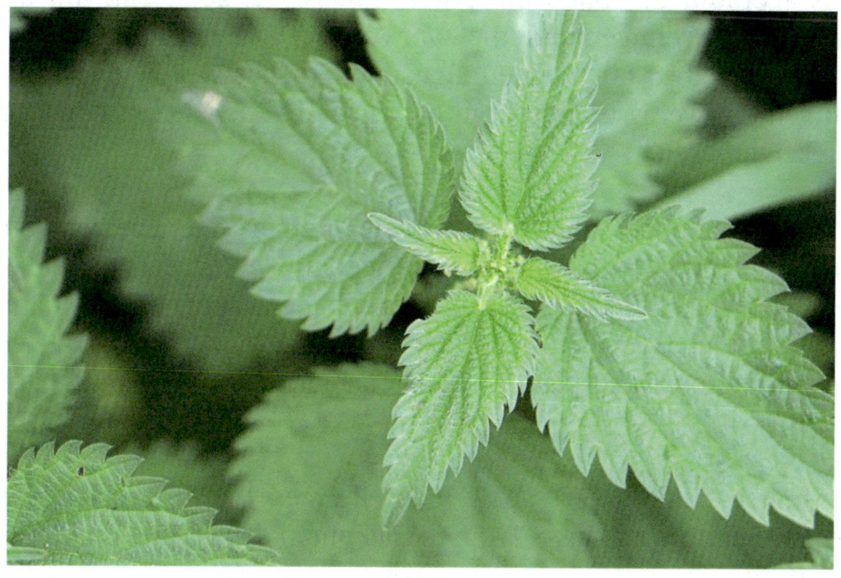

Die alten Germanen nannten die Brennnessel, in Anlehnung an den Gewittergott Donar, auch „Donnernessel". Das „Verbrennen" der Haut bei Berührung wurde assoziiert mit dem Gott, der Blitze auf die Erde sandte. Nach altem Aberglauben sollen Sträuße aus Brennnessel Hexen und böse Geister fernhalten.

Cajeput – Super gegen Grippe

Der Cajeputbaum wächst in Asien, aber auch wie der Eukalyptus und der Teebaum in Australien. Die Wirkweisen ähneln sich deswegen. Cajeputöl ist super gegen Keime ähnlich wie das Teebaum- oder Eukalyptusöl. Sehr gut bei Atemwegserkrankungen, Grippe und auch Covid-19.
Energetisch wirkt es belebend, kann man gut brauchen, um nicht krank zu werden bzw. auch bei einer Erkrankung, um wieder in die Kraft zu kommen.

Cajeput kann man vielfältig einsetzen.
Ich verwende gerne im Moment in meiner Duftlampe in meinem Massageraum Cajeputöl mit etwas Eukalyptus gemischt, um die Raumluft zu reinigen und mich vor Ansteckung zu schützen.
Man kann aber auch einen Brust- oder Halswickel machen – einfach ein wenig Cajeputöl in etwas Jojobawachs geben und als Wickel auflegen.

Bei Erkältungen mache ich seit meiner Teenagerzeit ein Kamillenkopfdampfbad und inhaliere damit.
Einfach einen großen Topf mit Kamillentee aufkochen und dann mit Handtuch über dem Kopf den heißen Dampf inhalieren. Ich gebe gerne noch ein paar Tropfen Cajeput oder auch Eukalyptus hinzu.

Ähnlich funktioniert auch mein liebstes Erkältungsbad. Ein Becher Sahne und 3 bis 5 Tropfen Cajeput in das warme Badewasser geben.

Cave: Ähnlich wie Eukalyptus eignet sich Cajeput nicht für Babys und Kleinkinder und auch nicht für Schwangere, da es wehenanregend sein kann. Auch nicht bei spastischen Atemwegerkrankungen (COPD) und Asthma. Vor allem bei Kindern nicht. Ansonsten ein gut verträgliches und wirksames Erkältungsöl.

Chaga - Pilz - Engerie pur

Der Chagapilz wirkt an seinem Wirt, dem Birkenstamm, wie ein Fremdkörper, eine unschöne Brandwunde. Kein Wunder, dass man ihn gut für die Behandlung von Wunden und Infektionen nehmen kann.

Der Chagapilz mag es gerne kalt und wächst in den feuchten, sumpfigen Waldgebieten Russlands, Finnlands, Polens oder im Baltikum. Er wächst auch hierzulande an Birkenstämmen, braucht aber lange, kalte Winter mit langen Frostperioden. Bekannt ist dieser Heilpilz in der russischen und finnischen Volksmedizin.

Sein Haupteinsatzgebiet ist die begleitende Therapie von Tumoren und die Prävention, da er sehr viele *Betaglukane*, aber auch den Wirkstoff *Betulin* enthält, welcher eine antikanzerogene Wirkung hat und das Wachstum bösartiger Zellen stoppen kann. Sehr gut auch allgemein für das Immunsystem.

In der Tat ist der Chaga ein Lebenselixier, weil er die Zellen auf subtiler Ebene erneuert, lange bevor Krankheiten entstehen. Sehr gut als Prävention, um nicht zu erkranken.
Gute Quelle ist Heilpilze-Hawlik (*Adresse im Anhang*) hier arbeiten auch Heilpraktiker und Ärzte. Gibt es als Pulver oder als „Brocken“ aus finnischer und sibirischer Wildsammlung.

Cave: Chemische Untersuchungen zeigen, dass Chaga-Pilze die Substanz *Oxalat* in hoher Konzentration enthalten. Diese Substanz kann in großen Mengen Nierensteine verursachen und die Nieren schädigen. Deswegen nicht überdosieren.
Ich trinke seit langem eine Tasse Chaga-Tee am Tag.

Funfact: Manche Trend-Cafes bieten Chaga-Cappuccino an, dazu kann ich leider nichts sagen, da ich diesen noch nie probiert habe.

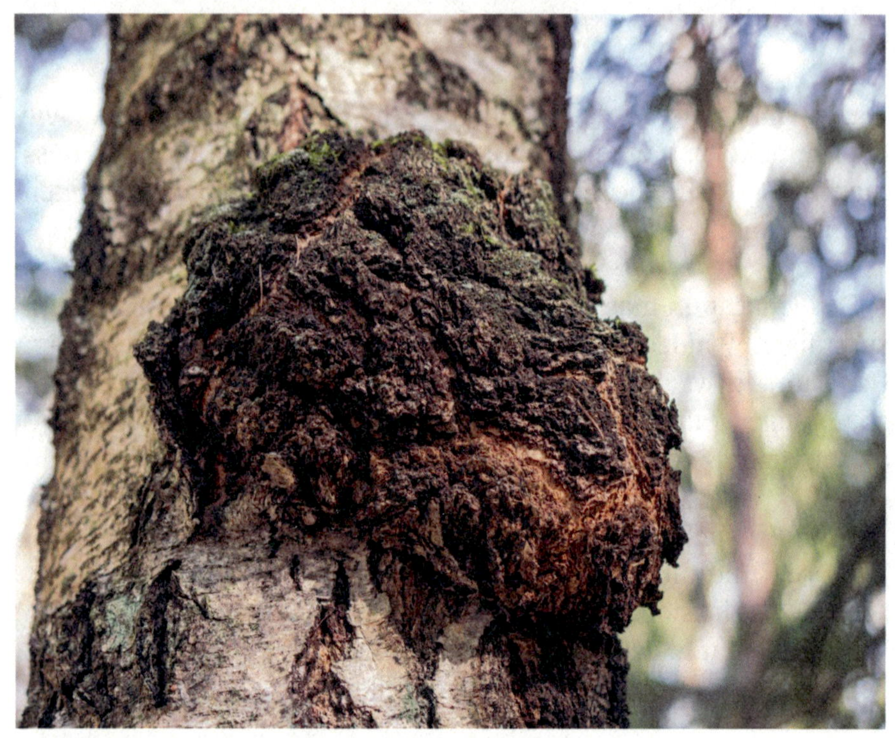

Bereits seit dem 15. Jahrhundert kommt der Chagapilz, vor allem in Form von Tee, in der russischen Volksmedizin gegen Krebs zum Einsatz. Aus Sibirien, Finnland oder dem Baltikum stammen zahlreiche Berichte dazu. Die antikanzerogene Wirkung des Pilzes wurde in einigen Labor- und Tierversuchen bestätigt, leider sind klinische Studien bislang ausstehend. Die Knollenextrakte stimulieren zudem das Immunsystem, schützen die Bauchspeicheldrüse sowie Leber und wirken entzündungshemmend.
Knollen wurden stets als Heißwasser-Extrakt getrunken.

Cistrose – Immunkraft in besonderen Zeiten

Cystus oder die *Cistrose* sind spätestens seit Corona im wahrsten Sinne des Wortes in aller Munde, sei es als Tee, Lutschtabletten oder Tropfen.

Die Cistrose sind stark verzweigte, buschige Sträucher mit aromatischem Harz, dem sogenannten *Labdanum*. Die Blätter sind relativ groß, zartknittrig und weißlich bis rosa. Cistrosenöl war schon in der Antike bekannt, da es super adstringierend ist und bei Hauterkrankungen hilft.

Das ist aber wahrlich nicht alles, was die kleine Cistrose vermag. Diese Heilpflanze wurde vermutlich schon deutlich vor Christi Geburt im Mittelmeerraum als Heilmittel genutzt. Volkstümlich werden Cistrosenblätter und Cistrosenkraut innerlich bei Durchfall und Erkältungskrankheiten; äußerlich, wie schon erwähnt, bei Hauterkrankungen wie z.B. Neurodermitis, angewendet.

Cistus als traditionelle Arznei enthält einen genau definierten Trockenextrakt aus Cistrosenkraut. Er ist in Lutschtabletten enthalten, die zur Linderung von Schleimhautreizungen im Mund- und Rachenraum angewendet werden. Allerdings muss diese Wirkung, da es sich um ein traditionelles Arzneimittel handelt, nicht mit den für Medikamente vorgeschriebenen Zulassungsstudien nachgewiesen worden sein. Die Registrierung beruht ausschließlich aufgrund langjähriger Anwendung bei der angegebenen Indikation.

In Zell- und Tierstudien konnte ein antiviraler Effekt der enthaltenen Polyphenole z.B. gegen Vogel- und Schweinegrippeviren gezeigt werden. Die wenigen Humanstudien sind methodisch umstritten bzw. entsprechen nicht dem Goldstandard. [11]

Außerdem ist getrocknetes, geschnittenes Cistrosenkraut (*Cistus Incanus Herba*) in der Apotheke erhältlich, z.B. zur Verwendung als Tee. Von der Firma Hübner gibt es im Reformhaus Cystus als Lutschtabletten, die bei Reizungen der Mund – und Rachenschleimhaut helfen und antiviral wirken sollen. Ich persönlich verwende diese Lutschtabletten nach der Arbeit oder dem Einkaufen als Prophylaxe zusätzlich zum Mundschutz und Abstandhalten. Sehr gut ist auch die Firma Pandalis, die biologisch angebauten Cystustee und Lutschtabletten anbietet.

Cave: Kann Allergien auslösen, bzw. auf den Magen gehen.

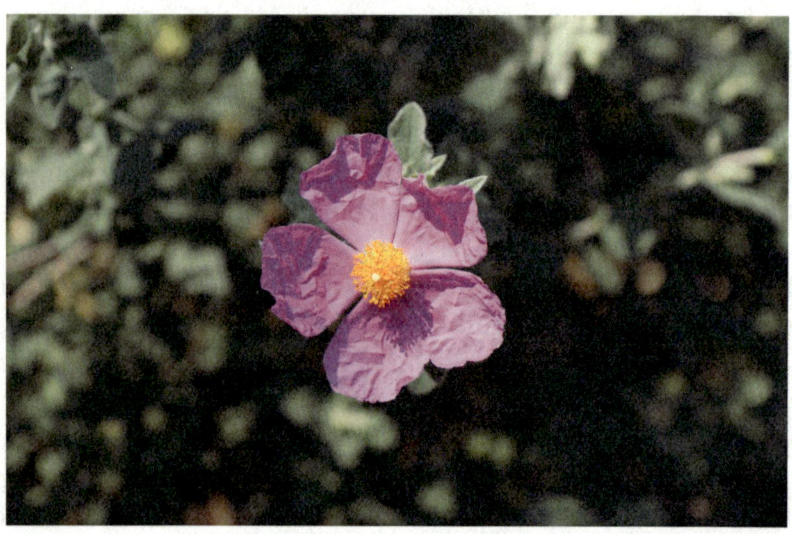

Als Universalheilmittel gilt Cistus seit Jahrhunderten in der griechischen Klostermedizin bei Magen-Darm-Beschwerden, Haut- und Schleimhauterkrankungen, Wundheilung oder Blutstillung. Heute weiß man, dass sie auch die Abwehrkräfte stärkt, die Zellen vor frühzeitiger Alterung schützt und auch gegen Erkältungen hilft. Zudem besitzt Cistus das therapeutische Potenzial, gefährliche Viren abzuwehren.

Cordyceps – Vitalpilz aus der chinesischen Volksheilkunde

Meine Cousine Franzi studierte Tibetologie und brachte von ihrer Tibetreise allerhand interessante Dinge mit, unter anderem einen Vitaltee aus Cordyceps, der im Hochland Tibets wächst und als hochalpine Pflanze sehr viele gute Inhaltsstoffe hat, alleine, um selber überleben zu können. Mittlerweile wahnsinnig teuer. Wirkt wie Ginseng leistungssteigernd und soll auch von chinesischen Sportlern genutzt worden sein. [12]

Der Cordyceps kann auch helfen, um nach einer schweren Grippe oder einem schweren Covid-19-Verlauf wieder auf die Füße zu kommen. Zudem wirkt er auf die Nebenniere und kann helfen, stressresistenter zu werden.
Soll auch laut Studien die Lungenfunktion stärken und bei chronischer Bronchitis helfen, gerade auch was Auswurf und Kurzatmigkeit betrifft.

Laut Stephen Harrod Buhner, dem Autor des Buches „Pflanzliche Virenkeller“, hilft Cordyceps genau wie die *Rosenwurz*; der *japanische Staudenknöterich* und der *Tragant*, bei der Abschwächung eines übereifrigen Immunsystems. Ganz wichtig, weil bei Covid-19 Autoantikörper die „Epithel – und Endothelzellen“ angreifen können, was sehr gefährlich werden kann. [13]

Mit Influenza infizierte Mäuse, die mit Cordyceps behandelt wurden, hatten einen deutlich geringeren Virustiter im Lungengewebe als die Vergleichstiere ohne Cordyceps-Gabe. Zudem hemmte Cordyceps die Entzündung der Atemwege bei Ratten. Bei Menschen in einer chinesischen Studie stellte man fest, dass es bei Asthma hilft und Entzündungen hemmt, ebenso bei Menschen mit Transplantationen. [14]

Man kann zusammenfassend sagen:
Cordyceps wirkt gegen Viren, fördert eine gesunde Immunantwort auf die Infektion und dämpft eine überschießende Immunreaktion.

Er hat eine positive Wirkung auf die Lungenfunktion bei Asthma, chronischer Bronchitis, Kurzatmigkeit und COPD und wirkt schleimlösend, hustenstillend, entzündungshemmend und schmerzstillend. Verkrampfung der Bronchien wie bei Asthma, werden gelindert. Der Inhaltssoff, das *Cordycepin*, ist ein natürliches Antibiotikum.
Untersucht wurde die Wirkung von Cordyceps unter anderem in einer Studie zu Lungenerkrankung und Virusinfekt durch SARS, dessen Erreger ebenfalls zu den Coronaviren gehört. [16, 17, 18]

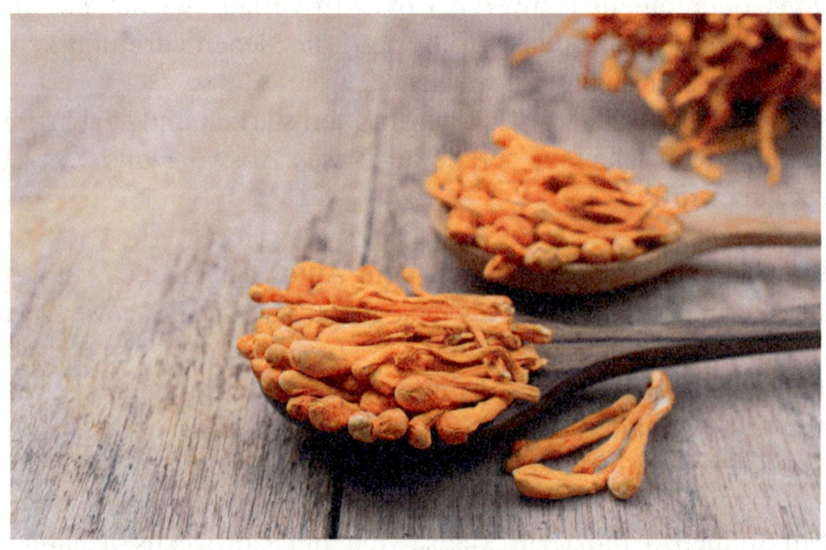

Die Gattung Cordyceps gehört zu den Schlauchpilzen. Der Cordyceps kann helfen, um nach einer schweren Grippe oder einem schweren Covid-19-Verlauf wieder auf die Füße zu kommen. Zudem wirkt er auf die Nebenniere und kann helfen, stressresistenter zu werden. Ich kaufe Cordyceps-Extrakt bei Vitalpilze Hawlik.

Elemi – Zauberbalsam für geschundene Seelen

Wie schon erwähnt, eine gesunde Psyche gewährleistet ein gesundes Immunsystem. Im Shutdown kamen und kommen wir alle an unsere Grenzen. Täglich diese Horrormeldungen, zusätzlich noch die wirtschaftlichen und finanziellen Fragen.
Was wünscht man sich mehr als eine schützende Umarmung, ein *Alles wird gut*?

Das kann *Elemi* bieten.
Elemi, der Balsambaum, aus dem das wunderbar balsamische Elemiöl gewonnen wird, wächst unter anderem auf den Philippinen. Auf der körperlichen Ebene kann man Elemi nutzen, um Wunden und Abszesse zu heilen, da es antiseptisch wirkt. In der Duftlampe kann man es zur Schleimlösung verwenden.

Ganz toll wirkt Elemi auf die Psyche. Mich trägt sein Duft wirklich gut durch den Shutdown. Oft habe ich es abends in die Duftlampe gegeben, wenn ich meditiert oder Yoga praktiziert habe und mich sogleich viel stabiler und kräftiger gefühlt. Elemi erdet und zentriert mich total und das ist extrem wichtig, denn geerdete und zentrierte Menschen lassen sich von den Horrornachrichten unserer Zeit nicht so leicht ins Bockshorn jagen.

Zudem hilft Meditation gerade in der Krise sehr, um entspannt bei sich selbst zu bleiben und eine entspannte Geisteshaltung zu bewahren für einen angemessenen Umgang mit Stress und Ängsten, was wiederum wichtig ist für ein gesundes Immunsystem.

Efeu – Europas Klassiker bei Husten

Der Efeu klettert gerne an Wänden oder Baumstämmen empor, kann also Himmel und Erde miteinander verbinden. Als immergrüne Pflanze besitzt er eine gewisse Vitalität, die wir uns gerade in diesen Zeiten zu Nutze machen sollten.
Der Efeu ist in West-, Mittel- und Südeuropa beheimatet. In Nordeuropa breitet er sich bis Südschweden aus. Bevorzugte Standorte sind feuchte Wälder und Auengehölze. Der gemeine Efeu bildet eine große Ausnahme in der Familie der Efeugewächse. Alle anderen Efeugewächse gedeihen nämlich nur in Tropenwäldern.

Schon unsere keltischen Vorfahren verehrten den Efeu als „Gott des Winters“ und schmückten mit diesem Araliengewächs ihre Behausungen. Efeu ist die perfekte Pflanze für Erkältungen in der kühlen Jahreszeit. Sehr gut wirkt er auf unsere Lymphe, die quasi die Gesundheitspolizei in unserem Körper darstellt, zudem ist er sehr wirksam für die Bronchien. Die Blattäderchen des Efeus erinnern irgendwie auch an die Bronchialäste. Perfekt also bei Entzündungen der Atemwege, Bronchitis, aber auch Keuchhusten.

Die Blätter enthalten Saponine und Flavonoide.
Efeu wirkt hustenlindernd, entkrampfend, schleimlösend und auswurffördernd und ist im Kampf gegen Bakterien und Pilze ein guter Helfer. Verwendung findet Efeu zum Beispiel in Form von löslichen Instanttees, Tropfen, Säften, Tabletten und Brausetabletten. Die Kombination mit anderen Pflanzen wie Thymiankraut oder Primelwurzel ist sinnvoll, diese Pflanzen werden daher vielen Efeu-Präparaten beigemischt. So gibt es etwa Efeu-Thymian-Zubereitungen, die gegen Husten helfen:
Z.B. ***Bronchofit Efeuhustensaft, Herbion-Efeusirup.***
Ein sehr bekanntes Efeu Fertig Präparat ist *Prospan.*
Super finde ich auch die pflanzlichen Präparate von Bionorica. Hier gibt es Bronchipretsaft und Tropfen in der Kombi mit dem Alleskönner *Thymian.* Wirkt hustenberuhigend, entzündungshem-

mend, schleimlösend, krampflösend und bekämpft Erkältungserreger.

Cave: Nicht in der Schwangerschaft.
Für medizinische Zwecke werden ausschließlich die Blätter des Efeus verwendet. Von einer Selbstmedikation mit Efeutee ist, seines hohen Saponin-Gehaltes wegen, abzuraten. Saponine können Reizungen im Magen und Darm verursachen.
Vorsicht ist auch bei den Früchten des Efeus geboten. Sie sind hochgiftig und können durch Zerkauen und Verschlucken Übelkeit, Erbrechen sowie starken Durchfall auslösen.
Bitte nutzen Sie wegen der Giftigkeit der Pflanze nur Fertigarzneien und mischen Sie nichts selber.

Bei längerer Einnahme oder zu hoher Dosierung der Präparate kann es zu Übelkeit, Benommenheit, Erbrechen, Kopfschmerzen und Herzrhythmusstörungen kommen.

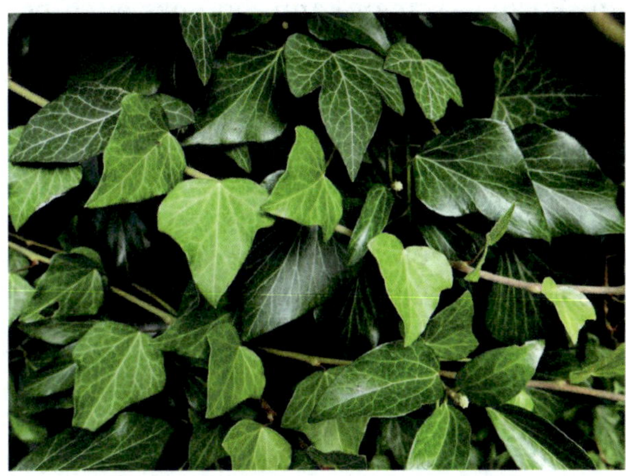

„Eine Frau, die zur unrechten Zeit unter einer starken Menstruation leidet, koche Efeu in Wasser und lege ihn sich auf Schenkel und Nabel und seine Kälte widersetzt sich dem verkehrten Blutfluss.“

(Hildegard v. Bingen) Der Efeu wurde im November 2009 zur Arzneipflanze des Jahres gekürt.

Eibischwurzel – Schutz für wunde Schleimhaut

Sie kennen das sicher: Nase wund, Rachen wund, Bronchien wund. Hier kann Ihnen die Eibischwurzel ein wertvoller Helfer in der Not sein. Der Echte Eibisch wird auch *Arznei-Eibisch* genannt und gehört zur Familie der Malvengewächse. Sein botanischer Name ist *Althaea Officinalis*, das griechische Wort *althein* heißt in etwa die „Heilsame" oder „Heilen". Der deutsche Pflanzenname *Eibisch* lässt sich auf mittelhochdeutsch *ibesch* (auch ibeschenwurz) oder lateinisch (h)*ibiscum* zurückführen. Der Hibiskus ist wie der Eibisch auch eine Malvenart, senkt den Blutdruck und hat viel Vitamin C.
Der Echte Eibisch ist eine aufrechte, mehrjährige krautige Pflanze mit kräftigen Stängeln. Er erreicht eine Größe von 60 bis 150 cm und blüht von Juli bis August strahlend weiß.
Der Echte Eibisch kommt wild in den Steppenzonen Südrusslands und Kasachstans östlich bis zum Altai vor, aber auch in Südeuropa (Balkan, Italien Spanien, Portugal), man kann ihn aber auch bei uns anpflanzen. Er mag es warm und sonnig mit nährstoffreichen, gut wasserversorgten Lehm- oder Tonböden.

Aus den Blüten und der Wurzel kann man Tee kochen, der reizlindernd wirkt, da er die Schleimhäute einhüllt.
Dies hilft bei trockenen, entzündeten Schleimhäuten und stärkt ihre Immunkraft; was von essenzieller Bedeutung ist, da speziell das Maskentragen die Nasen- und die Rachenschleimhaut extrem austrocknet und eine trockene und wunde Schleimhaut anfällig für Viren, Bakterien und Pilze ist. Deswegen viel trinken, auch gerne Eibischwurzeltee.
Super ist auch Silomatsaft, Tropfen oder Lutschpastillen mit der Kraft der Eibischwurzel und Honig. Gerade die Lutschpastillen sind wohltuend bei einem trockenen Rachen und helfen mir sehr, wenn ich bei meinen Behandlungen lange eine FFP2-Maske tragen muss. Bekannt ist auch *Phytohustil* mit den Inhaltstoffen der Eibischwurzel.

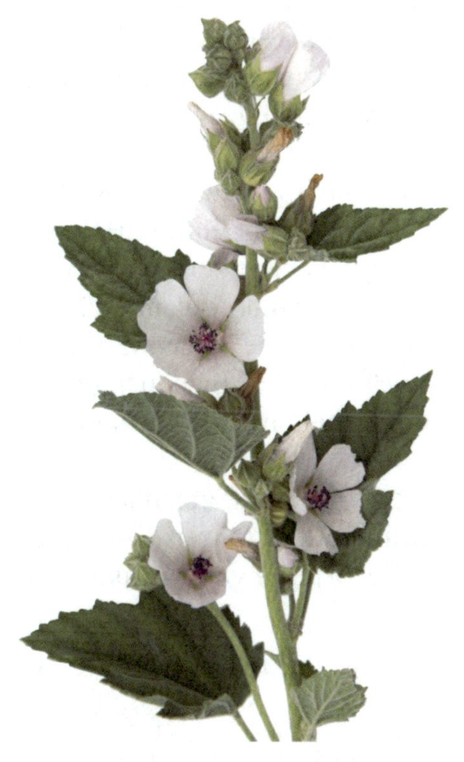

Aus Substanzen des Eibischs wurden ursprünglich Marshmallows hergestellt. Der Name Marshmallow leitet sich von der englischsprachigen Bezeichnung „Marsh Mallow“ (Sumpfmalve) für den Eibisch ab. Verwendet wurden dafür sowohl Stängel und Blätter als auch die Wurzel, heute stellt man Marshmallows industriell her.

Eichenrinde - Gerbstoffe pur

Ich glaube jede „Mama“ kennt Eichenrinde, sind doch die Sitzbäder mit Eichenrinde sehr beliebt bei einem wunden Babyhintern, aber auch für Erwachsene gegen Hämorrhoiden.
Die Rinde dieser alten, majestätischen Bäume hat super viele Gerbstoffe, die zusammenziehend, wundheilend, gegen Entzündungen, Bakterien, Viren und Pilze wirken.

Eichenrinde erhalten Sie im Kräuterladen. Hieraus lässt sich ein Tee zubereiten, mit dem das Gurgeln bei Halsschmerzen empfohlen wird. Nicht zu lange verwenden, da Eichenrinde sehr stark trocknet. Man kann Eichenrinde gut mit Eibischwurzeltabletten kombinieren oder Isla Moos, die beide die Schleimheute anfeuchten und umhüllen, während die Eichenrinde eher austrocknend wirkt und wunde offene Stellen im Rachen nach außen abdichtet.

Cave: Nicht jeder verträgt Gerbstoffe, magenschwache Menschen tun sich schwer damit, zudem führen Gerbstoffe oft zu Verstopfung. Kann auch die Resorption von Medikamenten stören.

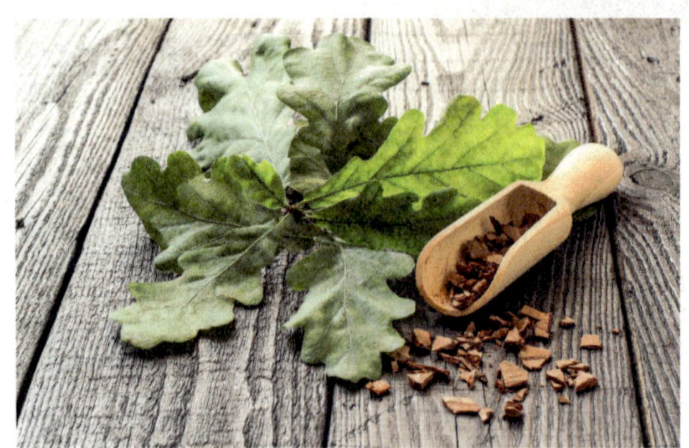

Neben den Gerbstoffen enthält Eichenrinde Flavonoide. Diese sekundären Pflanzenstoffe sind für ihre entzündungshemmende Wirkung bekannt.

Eukalyptus – das Fieberkraut

Die ursprüngliche Heimat des Eukalyptus ist Australien, er dient dort den putzigen Koalabären als Nahrung. In Europa wächst er in Portugal und Spanien auf dem Jakobsweg. 2016 waren wir fast alle erkältet, da das Wetter unbeständig war und erfreuten uns sehr an dem wohltuenden, atembefreienden Duft der Blätter in der Natur und an Eukalyptus-Bonbons, die überall verkauft wurden.

Zur Gewinnung des ätherischen Öls werden die blaugrünen Blätter und die Äste des Baumes in Wasserdampf destilliert. Ein absolut antiseptisches Öl, das sogar Staphylokokken trotzt und eine wohltuende Wirkung auf die Atmung hat, was wir damals in den Wäldern Nordspaniens bestätigen konnten. Es reinigt die Atemwege und wirkt bei Halsweh, Schnupfen und Husten. Ich glaube, jeder hatte schon einmal das „Vergnügen" eines Erkältungsbades oder – balsams, welches übrigens auch prophylaktisch wirken kann.

Ich habe mir seit dem Shutdown angewöhnt, Eukalyptus in meinem Massageraum in die Duftlampe zu geben, um die Atemluft zu reinigen und einer Ansteckung vorzubeugen. Der Eukalyptus, der im Volksmund auch *Fieberbaum* genannt wird, kann auch Fieber senken.

Gut mischbar in der Duftlampe ist er mit Cajeput, Fichtennadeln, Thymian oder Ysop. Reinigt die Atemluft und vermindert das Risiko einer Ansteckung. Für ein Erkältungsbad geben Sie 3 Tropfen Eukalyptusöl auf einen Becher Sahne und fügen es dem Badewasser zu. Ich gebe auch gerne ca. 5 Tropfen Eukalyptus in mein Kamillenkopfdampfbad zum Inhalieren.

Cave: Nichts für Babys, Kleinkinder, Schwangere und Asthmatiker, da es den Atemantrieb stören kann und das Einatmen statt das Ausatmen forciert. Wirkt bei Schwangeren eventuell wehenanregend, deswegen auf Eukalyptus (in vielen Erkältungsbädern und

Erkältungsbalms enthalten) verzichten. Wer homöopathisch behandelt wird, der sollte ebenfalls auf Eukalyptus, Kampfer und Pfefferminze verzichten, da diese wie ein Antidot wirken, also die Wirkung der Homöopathie aufheben.

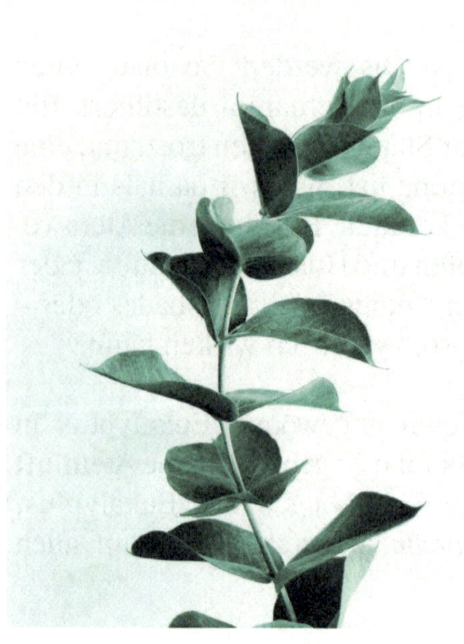

Keine andere Pflanze enthält so viele verschiedene Gene für ätherische Öle und chemische Abwehrstoffe wie der Eukalyptus. Er ist äußerst vielseitig nutzbar; ob als Futter für Koalas und einiger anderer Beuteltiere, als Ressource ätherischer Öle, nachwachsender Rohstoff für die Energieerzeugung bis hin zum Ausgangsstoff für Papier und Holzprodukte. Die artenreiche Gattung Eucalyptus enthält bis zu 700 Arten.

Fenchel – Balsam für die Stimme

Mir tun in der aktuellen Situation die Lehrer und Schüler leid, die die Maske tragen und dabei viel und laut sprechen müssen. Ich merke es auch bei mir, denn ich muss mit der Mund-Nasen-Bedeckung deutlich lauter sprechen, damit mich meine Patienten verstehen, was meine Stimme zum Teil arg strapaziert.

Hier hilft der gute alte Fenchel, den die „Mamas" unter Ihnen als Milchbildungstee für die Stillende und als Bauchwehtee für das Baby kennen, da er milchbildungsfördernd, krampflösend und entblähend wirkt. Sein Östrogengehalt harmonisiert den Menstruationszyklus und lindert PMS.

Letztes Jahr im Oktober 2019 war ich nach dem Besuch der Wiesn sehr krank und entdeckte „Fenchelhonigsirup" für mich.

Fencheltee ist sehr gut bei Erkältungen und, wie bereits erwähnt; für Menschen, die viel sprechen müssen. Fenchel soll bei Husten entschleimend und krampflösend wirken und auch Asthmatikern helfen.

Rezept „Fenchelhonig Sirup" (*von meiner Freundin Katrin*)

- 30 g Fenchelsamen (im Bioladen oder türkischen Läden)
- 1 Liter Wasser
- 100 g Rohrzucker
- 2 EL Honig, am besten Manuka
- 100 g Gelierzucker – ich nutze Xucker mit dem low carb Zucker Erythrit

Die Fenchelsamen im Mörser zerkleinern.
Die gemörserten Fenchelsamen in einem Liter Wasser als Tee aufkochen, ca. zehn Minuten lang.
Etwas ziehen lassen und anschließend die Fenchelsamen durch

ein Sieb abseihen und den Sud mit dem Zucker und Gelierzucker zehn Minuten einkochen lassen. Anschließend etwas abkühlen lassen und dann erst den Honig einrühren, damit die Wirkstoffe des Honigs nicht zerstört werden.

Warm in heiß ausgespülte Flaschen abfüllen und angebrochen im Kühlschrank aufbewahren. Wirkt befreiend, löst den Schleim und entspannt verkrampfte Bronchien. Super bei Kindern, die erkältet sind und unter Husten leiden.

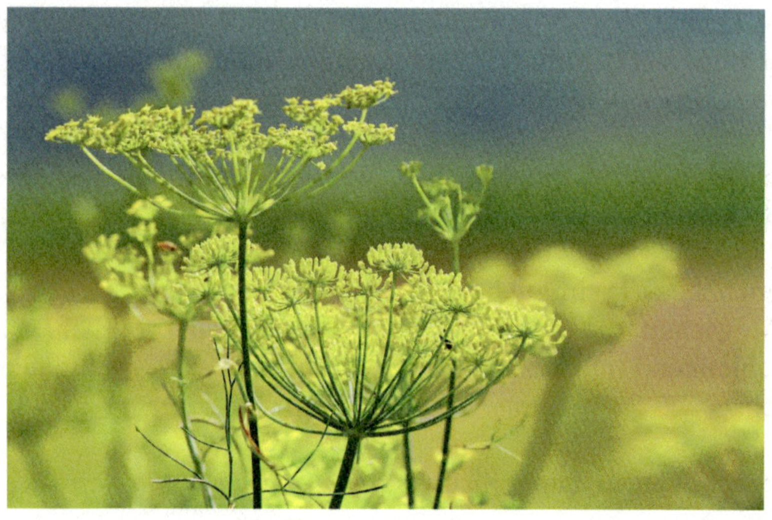

Fenchel ist eine alte Gewürz- und Heilpflanze, die bereits im 9.Jahrhundert von den Benediktermönchen in Klostergärten angebaut wurde. Auch die frühen Kulturen Chinas und Arabiens nutzten Fenchel bei Lungen-, Blasen und Nierenleiden als Heilmittel.

Fichtennadeln – Wunderwaffe aus dem Wald

Vor vielen Jahren zerrte ich mir beim Sport die Hüfte und konnte mich nur noch humpelnd fortbewegen. Mein lieber Freund Erwin, Besitzer eines Bioladens, hatte Mitleid mit mir und drückte mir eine Flasche „Fichtennadelöl" in die Hände.
„Bade damit, das wirkt super!"
Und in der Tat, nach dem Bad konnte ich mich wieder rühren.

Unsere Fichte, mein Zauberbaum, ist der häufigste Nadelbaum in unseren Breiten. Gehen Sie im Wald spazieren und atmen Sie den frischen würzigen Duft ein. Eine wahre Wohltat für Ihre Lunge und auch ihr Geist und Ihre Seele kommen zur Ruhe.

Messen Sie mal vor und nach einem Waldspaziergang Puls und Blutdruck. Sie werden erstaunt sein, wie sehr ein Waldspaziergang Sie entspannt. Nicht umsonst baut man in Japan Kliniken an den Waldrand, denn das Waldklima wirkt sich positiv auf die Genesung aus.

Fichtennadelöl befreit die Atemwege, erleichtert das Atmen, regt im Allgemeinen die Atmung an und verhilft uns, wenn wir uns abgespannt und erschöpft fühlen, zu neuer Kraft.

Mischbar mit Eukalyptus und Thymian, wenn man erkältet ist und mit Lavendel, wenn die Erschöpfung im Vordergrund steht. Kann man aber auch fertig kaufen, zum Beispiel das „Edeltannenöl" von Weleda. Selber machen ist aber auch ganz einfach.

Rezept „Fichtennadelbadezusatz“ (*von meiner Oma*)

- Zwei Handvoll frische Fichtenspitzen oder zerkleinerte Zweige mit zwei Litern Wasser aufkochen.
- 10 Minuten kochen lassen.
- 10 Minuten ziehen lassen.
- Abseihen und dem warmen Badewasser zugeben.

Bei Erkältungen kann man auch gut mit Fichtennadelöl inhalieren. Ich empfehle speziell Menschen, die sich homöopathisch behandeln lassen, beim Inhalieren Fichtennadelöl oder Thymian statt Eukalyptus zu verwenden. Dazu einfach ein paar Tropfen in das Kamillenkopfdampfbad geben.

Sehr gut für die Lunge sind auch Einreibungen mit Präparaten aus Fichtennadel zum Beispiel von Spitzner Massage oder von Schupp. Stärkt und kräftigt die Lunge und die Atemwege. Super auch ist Fichtennadelsirup. Bei festsitzendem Husten kann man selbigen löffelweise einnehmen (ich nehme bis zu 5 Esslöffel am Tag) oder einen TL in einen Tee geben und trinken.

Rezept „Fichtennadelsirup“ (*von meiner Oma*)

- Hierzu ca. 3 Handvoll Fichtennadeln, am besten die noch frischen, grünen Triebe in einen großen Topf geben, ca. 2 Liter Wasser und etwas Zitronenwasser dazugeben.
- Aufkochen und eine Stunde ziehen lassen.
- Die Fichtennadeln abseihen und das Wasser mit einer Packung Gelierzucker (ein Kilo) aufkochen. Wer wie ich Low Carber ist, der kann auch Low Carb Gelierzucker (Xucker) nehmen.
- Gut umrühren und 15 Minuten köcheln lassen. Wird dickflüssig.
- Etwas abkühlen lassen und umfüllen.
- Super gegen Husten.

Man kann die jungen Triebe vom Frühjahr auch als Tee aufkochen, gut bei Erkältung und Husten. Einfach Fichtennadeln im heißen Wasser aufkochen oder etwas von dem Sirup oder Fichtennadelhonig in den Tee geben. Die Terpene aus den Fichtennadeln stärken das Immunsystem.

Cave: Nicht in der Schwangerschaft

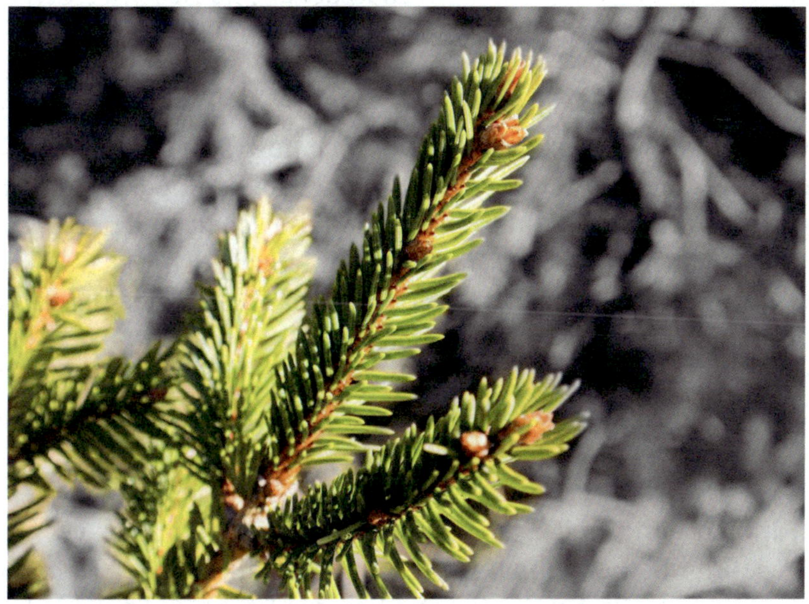

Das Fichtennadelöl Piceae aetherolium (DAB), welches aus den Zweigspitzen und Nadeln bzw. aus den Ästen aus frischen Fichtentrieben gewonnen werden kann, fungiert als Heildroge.
Der aus den frischen Sprossen gewonnene wässrige Auszug mit seinen Wirkstoffen, wie z.B. Ätherisches Öl , Pinen, Borneol, Myrcen, Santen und Monoterpene, ergibt den Fichtennadelextrakt Pinus abies (hom). Selbiger findet seine Anwendung bei Infekten der Atemwege oder rheumatischen Beschwerden.

Gelbwurz - das Gold Indiens

Auch bekannt als das „Gold Indiens“. Sie kennen sicher die „goldene Milch“ (*Pflanzenmilch mit etwas Kurkuma aufgekocht*) – der Hauptinhaltsstoff Curcumin ist super gesund. Kurkuma gilt als wundheilungsfördernd, entzündungshemmend, antikarzinogen und soll auch gegen Viren und Bakterien wirken. Super auch bei hohen Cholesterinen und hohem Blutzucker und Beschwerden bei Arthrose, da Kurkuma entzündungshemmend wirkt.

Ihr Körper kann Kurkuma besser aufnehmen, wenn Sie das Gewürz in etwas Kokosfett oder Ghee mit schwarzem Pfeffer braten und dann auf Ihr Gemüsecurry geben. Sehr lecker. Ich mag es gerne zu Kitchari, dem traditionellen indischen Heilessen [19].
Kurkuma, auch als *gelber Ingwer* oder eben auch als *Gelbwurz* bekannt, ist eine Pflanzenart innerhalb der Familie der Ingwergewächse, die aus Südostasien stammt.
Das Rhizom ähnelt stark dem des Ingwers, ist jedoch intensiv gelb, das geschälte Rhizom wird frisch und getrocknet als Gewürz und Farbstoff verwendet. Sein Hauptinhaltsstoff ist Curcumin.

In Indien wird meistens getrocknetes Kurkumapulver verwendet, wie im oben erwähnten Kitchari. In Thailand oder Kambodscha reibt man die Knolle frisch über das Essen, sehr delikat. In Spanien verwendet man bei der Paella oder dem Arroz con Leche meistens Kurkuma statt dem sehr teuren Safran.

Bei Yoga Vidya hieß es immer, wer erkältet ist, sollte sich in der Küche etwas Kurkuma holen, in heißem Wasser auflösen und damit gurgeln. Logisch, denn der in Kurkuma enthaltene Hauptwirkstoff *Curcumin* hat, wie bereits erwähnt, u.a. eine entzündungshemmende Wirkung.

Rezept „Goldene Milch“ (*aus meinem Sirtfood Buch*)

- 300 ml Mandelmilch
- 1 EL Kurkumapulver
- Etwas Ingwerpulver (nicht zu viel, wird sonst sehr scharf)
- 1 Prise frisch gemahlener schwarzer Pfeffer
- 1 Prise Zimt
- 1/2 Teelöffel Kokosöl
- Eine Prise frisch gemahlene Muskatnuss
- 1 TL Agavendicksaft zum Süßen

Die Zutaten in einen Mixer geben und alles mixen, bis eine feine Konsistenz entsteht. Wird die Konsistenz nicht fein genug, kann man die Kurkumamasse durch ein feines Sieb abseihen.
Wenn man so viele Nährstoffe wie möglich erhalten will und eine „rohe“ Goldene Milch bevorzugt, ist dein Getränk jetzt fertig. An kalten Tagen möchte man aber vielleicht etwas Wärmeres im Bauch haben.

Hierzu die Milch in einen Topf geben und kurz aufkochen - für zwei Minuten auf kleiner Stufe köcheln lassen.
Nach Belieben kann man die Kurkumamilch anschließend mit einem Milchaufschäumer aufschäumen.
Wirkt antientzündlich bei Gelenkproblemen wie Arthrose, stärkt unsere Immunabwehr, enthält Antioxidantien, regt die Funktion der Leber und der Verdauung an und entgiftet den Körper.

Cave: Seien Sie bitte vorsichtig mit Ihrer Kleidung. Kurkumaflecken gehen nie wieder raus. Auch bei bekannten Gallensteinen sollte man Kurkuma nicht verwenden. Die Nebenwirkungen von Kurkuma können leider manchmal extrem unangenehm sein und reichen von Magenkrämpfen sowie Magenschmerzen bis hin zu Übelkeit und Durchfall. Bisher ist lediglich bekannt, dass Kurkuma in hohen Dosen während der Schwangerschaft zu Krämpfen und Blutungen aus der Gebärmutter führen kann.

Eine Prise Kurkuma schadet jedoch nicht. Allerdings gilt in der Schwangerschaft für Lebensmittel: Wenn ein auch noch so kleines Risiko besteht, dann lieber Finger weg.

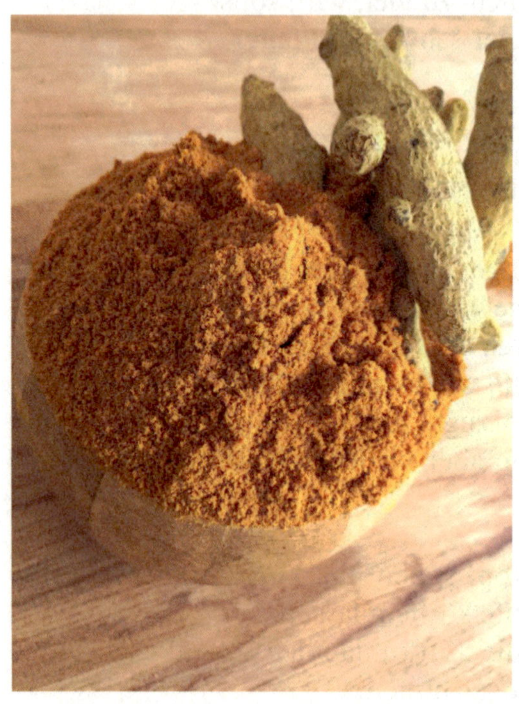

Viele Studien konnten bereits die Heilwirkung von Kurkuma bestätigen. Wissenschaftliche Untersuchungen zeigten, dass der Stoff Kurkumin gleichermaßen wirksam gegen Entzündungen im menschlichen Körper hilft wie gängige Medikamente, beispielsweise Ibuprofen oder Aspirin.

Ginseng – ein Tonikum für Jung und Alt

Ginseng, oder auch der *echte koreanische Ginseng*, ist eine Kraftwurzel, ein Allheilmittel, das gar das Leben verlängern soll. Dementsprechend teuer sind seine Präparate. Der hochwertige Ginseng kommt hauptsächlich in Gebirgs- und Waldregionen im nördlichen Korea, im nordöstlichen China und im südöstlichen Sibirien vor. Zur Gewinnung der Wurzeln als Basis für die Erzeugung von medizinisch-pharmazeutischen Produkten wird sie weltweit kultiviert.

Sowohl in der koreanischen Heilkunst als auch in der TCM, der traditionellen chinesischen Medizin, wird Ginseng als Heilmittel zur Stärkung der Menschen verwendet.
Die Ginsengwurzel gilt in Asien als Sinnbild für Gesundheit und ein langes Leben. Da Ginseng schon immer teuer war, konnten sich in alten Zeiten nur Könige oder Kaiser, Aristokraten und sehr reiche Geschäftsleute Ginseng leisten. Der Ginseng ähnelt unserer europäischen *Alraune*, eine Ritualpflanze, der Zauberkräfte zugeschrieben werden.

Bei dem Ginseng unterscheidet man weißen und roten Ginseng. Der rote Ginseng wird öfter für Medikamente und Nahrungsergänzungsmittel verwendet. Es stimmt aber nicht, dass der weiße Ginseng weniger Inhaltstoffe besitzt, das Gegenteil ist wahr. Denn er hat sogar doppelt so viele, da er heute, anders als früher; nicht mehr geschält und gebleicht wird und dadurch seine Inhaltsstoffe behält wie beispielsweise Saponine, welche die Gesundheit fördern.
Ginseng gilt als Adaptogen, als Stärkungsmittel und als *Rasayana*, (Verjüngungsmittel). Es gibt verschiedene Studien, die belegen, dass Ginseng die körpereigene Abwehr gegen Stress und Krankheit steigert. Die Schutzwirkung von Ginseng zeigt sich hauptsächlich auf zweierlei Arten: Die immunmodulatorischen Wirkungen von Ginseng helfen bei der Verminderung und/oder Verhinderung

stressbedingter Infektionserkrankungen, darunter Erkältungen und Influenza, eventuell auch Covid-19 [20].

Laut der TCM hilft Ginseng bei Nieren Qi Schwäche, das heißt, wenn sich Menschen müde und schlapp fühlen, weil das Nieren Qi schwächelt. Die Nierenkraft wird in der TCM mit Wurzelkaft gleichgesetzt und die Niere gilt als Wurzel des Lebens. Hier tun Ginseng, warme Suppen und Eintöpfe gut. Super für geschwächte Menschen nach Erkrankungen, aber auch bei Menschen, die einer Erkrankung vorbeugen wollen und unter Stress stehen. Denn Stress schwächt die Abwehr und Ginseng stärkt die Nerven und fördert die Rekonvaleszenz. Sehr gut auch als Tonikum für ältere Menschen, die gefährdet sind für schwere Covid-19 Verläufe.

Cave: Nicht in der Schwangerschaft. Ginseng kräftigt den Körper zu sehr und wirkt anregend, was eventuell Wehen auslösen kann. Bitte daher auch nicht bei hohem Blutdruck nehmen, denn dieser kann höher werden, wenn man Ginseng einnimmt. Auf Kaffee sollten Sie verzichten und den Blutdruck engmaschig kontrollieren.

Wichtig: Achten Sie auf gute Qualität. Meine Mutter kauft ihre Ginseng Presslinge bei Bärbel Drexel, gut ist auch der Feel Good Shop. Im Reformhaus gibt es roten Ginseng von KGV als Tabletten, Kapseln, Wurzelpulverkapseln oder Instanttee.

Goldrute - Power für die Niere

Covid-19 hat oft einen systemischen Verlauf. Er geht nicht nur an die Lunge, sondern kann auch Gehirn, Herz, Leber und Niere schädigen.
Für die Niere gibt es nichts Besseres als die *Goldrute*. Diese gelbblühende Pflanze konnte ich dieses Jahr ausführlich bei meinen Waldspaziergängen bewundern.

Die Goldrute, die seit vielen Jahrhunderten als Heilkraut bei Harnwegsinfekten eingesetzt wird, ist eine Nierenpflanze und wirkt positiv auf das *Nierenparenchym*, demnach auch bei einer von Covid-19 ausgelösten *Glomerulonephritis*, einer Entzündung der Nierenkörperchen. Schon die alten Germaninnen machten einen Brei aus der Pflanze und legten ihn als Umschlag auf Wunden. Auch Hildegard von Bingen setzte die Goldrute gerne bei Entzündungen ein.

Im Mittelalter und in der frühen Neuzeit setzte man die Goldrute vor allem bei Blasenentzündungen ein, „*weil sie gewaltig den Harn treibt und den Stein bricht*", wie die Ärzte früher zu sagen pflegten. Auch Martin Luther soll regelmäßig Goldrutentee getrunken haben, wie unser Geschichtsprofessor an der Uni Augsburg im „Hildegard von Bingen" Proseminar erzählte.

Heutzutage wissen wir, dass die Goldrute bei Blasenentzündungen und Harnwegsinfekten hilft und auch Blasensteine auflöst. Ganz besonders gut wirkt die Goldrute auch bei der Reizblase und beugt auch Infekten vor. Die leuchtend gelbe Pflanze wirkt nämlich mit ihren Gerbstoffen und Flavonoiden harntreibend, antibakteriell, enzündungshemmend und krampflösend. Die große Stärke der Goldrute ist, dass sie angegriffene Blasen - und Nierenschleimhaut regeneriert und ausheilt. Es empfiehlt sich Goldrutentee aus dem Kräuterladen, ein homöopathisches Mittel wäre *Solidago*, der lateinische Name der Goldrute.

Cave: Nicht bei einer Allergie auf Korbblütler anwenden sowie bei Ödemen aufgrund einer eingeschränkten Herz -und Nierentätigkeit.

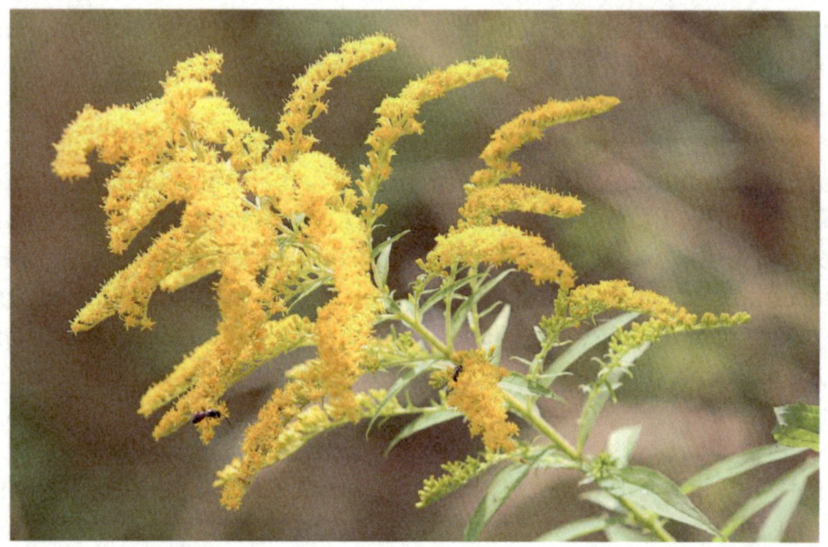

In der Phytotherapie hilft die Pflanze zur Behandlung, auch der prophylaktischen, von Nierengrieß, Harnsteinen, Reizblase oder zur Durchspülung bei Entzündungen der ableitenden Harnwege. Komplementärmedizinisch findet die Droge auch bei rheumatischen Beschwerden Anwendung.

Granatapfelsaft – A Apple a day keeps the doctor away

Granatäpfel sind sehr gesund, da sie sehr viele Polyphenole enthalten, die ein guter Gefäßschutz sind.
Sehr wichtig, da Corona nicht nur an die Lunge geht, sondern auch die Gefäße massiv angreift und Embolien oder Thrombosen auslösen kann. Es gibt Studien aus dem Jahr 2019, dass die Polyphenole des Granatapfels Influenzaviren töten und die Wirkung von Grippemedikamenten verbessern.

Insgesamt geht es bei einer Coronainfektion wie bei einer Grippeinfektion in erster Linie nicht um eine Immunstärkung, sondern um Immunmodulation und Virenbekämpfung.
Ein geeignetes Mittel muss daher sowohl antiviral als auch entzündungshemmend wirken. Hier sind *Granatapfelpolyphenole*, die besonderen Wirkstoffe des Granatapfels, besonders vielversprechend.

Das Heilungspotenzial des Granatapfels bei entzündlichen Krankheiten ist seit Jahrtausenden aus dem indischen Ayurveda bekannt. Die Ausbreitung der Influenzaerreger selbst hängt stark von der Aktivierung des proentzündlichen NF-kappaB-Signalwegs ab [21].

Verschiedene Studien zeigen, dass die Viren sich deutlich weniger schnell vermehren, wenn man diesen Entzündungsaktivator hemmt [22]. Polyphenole gelten als neuer und hoffnungsvoller Ansatz für die antivirale Therapie [23].

Entzündliche Prozesse verstärken oxidativen Stress im Körper. Auf einer solchen Basis mutieren harmlose Grippeerreger leichter zu aggressiven „Killerviren“. Antioxidative Schutzsubstanzen wie z.B. *Selen* [24] und *Granatapfelsaftpolyphenole* wirken direkt den mutagenen, schädigenden Auswirkungen der Entzündung entgegen. Granatapfelsaftpolyphenole verbessern schon nach kurzer Einnahmedauer deutlich den Gesamtantioxidantienstatus (TAS) bei Menschen [25] und stärken die körpereigenen antioxidativen Schutzsysteme.

Die antioxidative Potenz des Granatapfels zeigt sich u.a. im antioxidativen Schutz von Herz [26], Gefäßen [27], Gehirn und Nervensystem [28], Leber [29] und Magenschleimhaut [30].

Für die Funktion des Immunsystems ist es besonders wichtig, dass die Konzentration des wichtigsten Antioxidans in der Zelle, das reduzierte L-Glutathion (GSH), durch Granatapfelpolyphenole deutlich gesteigert wird [31]. Denn die Funktionstüchtigkeit der Leukozyten hängt von ihren hohen Reserven an GSH ab. Fresszellen bekämpfen mit freien Radikalen Viren und Bakterien und benötigen zu ihrem eigenen Schutz und Überleben antioxidative Schutzstoffe.

Granatapfelpolyphenole verfügen über breite antivirale und antimikrobielle Wirkungen [32]. Eine aktuelle Studie zeigt, dass Granatapfelpolyphenole Influenza-A-Grippeviren abtöten sowie deren Vermehrung hemmen [33]. Wichtig dürfte hierbei die lokale Anwendung der Polyphenole am Eintrittsort der viralen Infektion sein, weil die Polyphenole ihre direkte antivirale und antibakterielle Wirkung nur so entfalten können. Entscheidet man sich für eine Behandlung mit Tamiflu, wird dessen Wirkung durch Granatapfel unterstützt.

Ein Versuch wäre es meiner Meinung nach auch bei Corona wert. Ich trinke seit langem jeden Tag ein Glas Granatapfelsaft. Gibt es von Schoenenberger, Rabenhorst und Voelkel als muttereine Natursäfte oder von Donath als Konzentrat [34].

Guduchi – Immunmodulation

Guduchi ist ein sanfter Immunmodulator, denn ein autoaggressives Immunsystem ist kontraproduktiv, da es in Verdacht steht, Schlaganfälle oder Herzinfarkte auszulösen. Super ist hier die ayurvedische Pflanze *Guduchi*. Guduchi ist eine tropische Schlingpflanze, die im Ayurveda verwendet wird. Die herzförmigen Blätter von Guduchi weisen laut der Signaturenlehre von Paracelsus auf die herzstärkende Wirkung dieser Heilpflanze hin. Sie soll aber auch das Blut reinigen und entschlacken.

Mich begeisterte bei meinen „botanischen" Reisen nach Indien immer wieder, wie hartnäckig die Guduchipflanze gegenüber klimatischen Bedingungen ist. Bei zu großer Hitze oder Trockenheit verliert Guduchi alle Blätter und scheint abzusterben, aber kaum ändern sich die Bedingungen, treibt die totgeglaubte Pflanze wieder aus und erwacht zu neuem Leben. Sie trotzt also großer Hitze und Dürre und ist quasi „unsterblich". Eine wahre Überlebenskünstlerin also, die gegen erschwerte Umweltbedingungen ankämpfen kann. Eine solche Pflanze fördert bei uns Menschen die Langlebigkeit.

Es lassen sich auch die psychischen Wirkungen von Guduchi ableiten: Der Tee aus dem getrockneten Pulver des Stammes wird dann eingesetzt, wenn ein Mensch Energie benötigt, um aus einer scheinbar ausweglosen Situation herauszufinden. Klasse in der Coronasituation, die uns einiges abverlangt.

Sehr gut auch bei Immunschwäche, Infekten mit Fieber, Herpesviren, aber ohne das Immunsystem zu sehr anzuregen. Deswegen kann man Guduchi im Gegensatz zu Echinacea, dem Sonnenhut, auch gut bei autoimmunbedingten Erkrankungen wie Rheuma einsetzen und auch bei Coronapatienten, die ein überreagierendes Immunsystem haben könnten.

Gute Guduchipräparate kann man bei der Seva-Akademie und Santulan-Ayurveda, beide in München beheimatet (auch online) kaufen oder bei Jürgen Wloka, meinem Ayurvedaausbilder, Adressen finden Sie im Anhang.

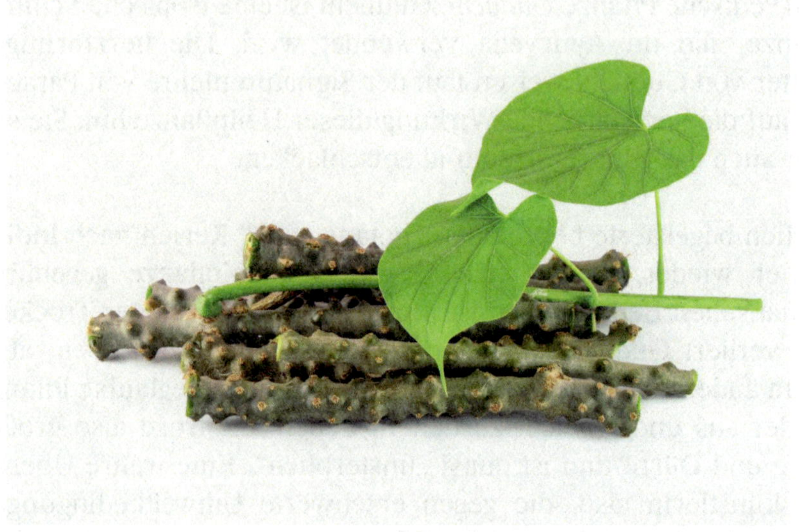

Guduchi hat einen herben und bitteren Geschmack, wirkt basisch und wärmt den Körper. Die Pflanze weckt Lebenskräfte, wenn uns gesundheitliche Beschwerden plagen und verbessert die Lebensqualität. Zudem besitzt sie das Potenzial, geistige Klarheit zu fördern und den Intellekt zu unterstützen; die Gewebe werden durch Guduchi gereinigt, gekräftigt und hat somit einen verjüngenden Effekt.
Guduchi kennt man auch unter den Namen Amrita, Madhuparni, Tantrika, Kundalini oder Chakralak-shanika.

Hagebutte – Vitaminbombe aus heimischen Gärten

Die Hagebutte, die Früchte verschiedener Rosenarten wie der Heckenrose oder besonders der Hundsrose (*Rosa Canina*), sind sehr gesund. Die meisten kennen Hagebuttentee- , Mus- oder Konfitüre. Die Füllung vieler Krapfen besteht aus Hagebuttenmarmelade und Kinder kennen das Innenleben der Sammelfrüchte als Juckpulver. Doch die Hagebutten können noch viel mehr. Viel Vitamin C und Mineralien können das Immunsystem stärken, die Rekonvaleszenz fördern und auch allgemein prophylaktisch Infekte abwehren. Vitamin C schützt vor freien Radikalen.

Günther Heepen, der Autor des Buches „Natürliche Virenkiller", kombiniert Vitamin C gerne mit Zink, was sehr wirkungsvoll ist. Zink stabilisiert die Zellmembran, bildet so eine aktive Barriere gegen die Viren und unterbindet die Vermehrung der Viren. Zink wirkt insbesondere in der Kombi mit Vitamin C positiv auf die Zellen des Immunsystems. Zink aktiviert nämlich das Hormon Thymulin, das die Reifung der T-Lymphozyten reguliert. Bei einer akuten viralen Infektion kann man Zink an den ersten drei Tagen um das Dreifache höher dosieren.

Super ist auch Selen, gerade weil deutsche Böden generell selenarm sind. Selen aktiviert die T-Zellen und den Interferonspiegel, was wiederum gut bei Entzündungen ist. Ich nutze ein Kombipräparat von der Firma Vitalis aus Vitamin C, Zink und Selen und schneide mir gerne eine Paranuss in meinen Frühstücksjoghurt. Zusätzlich nehme ich 1mal die Woche in der dunklen Jahreszeit ein Vitamin D/Vitamin K – Präparat von der Firma Luondu. Ein Vitamin-D-Mangel schwächt das Immunsystem. Viele Menschen weltweit leiden insgeheim unter einem Vitamin-D-Mangel – und das kann im Falle einer COVID-19-Erkrankung als Indikator für ein erhöhtes Risiko für einen schweren Verlauf gelten, was Prof. Dr. Hans-Konrad Biesalski, Ernährungsmediziner an der Universität Hohenheim, in einer zusammenfassenden

Veröffentlichung beschrieben hat: „*Bisher galten vor allem Grunderkrankungen wie Bluthochdruck, Diabetes, Herzerkrankungen und starkes Übergewicht als Risikofaktoren*“, erklärt Prof. Dr. Biesalski. „*Doch gerade diese Erkrankungen sind oft mit einem Vitamin-D-Mangel verbunden. Das hat Konsequenzen für den Verlauf der COVID-19-Erkrankung.*“
Und das gelte besonders für Menschen über 65 Jahre oder Personen, die selten im Freien sind. „*Die wichtigste Vitamin-D-Quelle ist die Bildung in der Haut durch das Sonnenlicht und im Alter funktioniert das nur noch eingeschränkt.*“ [37]

Zinkreich sind übrigens Eier, Milch, Hülsenfrüchte, aber auch rotes Fleisch, Geflügel und Fisch, weswegen es ja auch Sinn macht, das Fleisch mit ein wenig Zitronensaft zu beträufeln, wodurch man das Zink (und auch das Eisen) besser aufnimmt und verwertet. Ansonsten sind natürlich Zinktabletten eine gute Wahl und es gibt wie gesagt auch Kombipräparate aus Vitamin C und Zink. Viel Zink ist auch in den Leinsamen, die ich jeden Morgen in meine „Müslimischung“ gebe, enthalten, aber auch in Fleisch und Garnelen, die ich sehr gerne und oft esse.

Die tägliche Dosis natürliches Vitamin C der Hagebutte kann man als Tee, Konfitüre (in den Quark) oder als Hagebuttenpulver aus dem Reformhaus zu sich nehmen. Hagebuttenkernöl soll auch gut gegen Arthrose sein und man gibt auch von Arthrose geplagten Hunden Hagebuttenpulver. Der Hund einer Freundin wurde mit Hagebuttenpulver (und Haifischknorpelpulver) seine üble Arthrose los. Hagebutten enthalten nämlich, wie schon erwähnt, um ein Vielfaches mehr Vitamin C als Zitronen. Ein weiterer toller Inhaltsstoff der Hagebutte ist *Lycopin.*

Der rote Farbstoff kommt auch in Tomaten vor – einer der wirkungsvollsten Antioxidantien.
Die Hagebutte ist reich an Mineralien wie Magnesium, Calcium und Kalium. [35]

Der stachelige Strauch erreicht eine Wuchshöhe von etwa drei Metern und bevorzugt sonnige oder halbschattige Standorte und Lehmböden. Die Wildrose ist vorrangig an Waldrändern, in dichten Hecken und an Böschungen anzutreffen und wächst in Höhenlagen von bis zu 1.500 Metern. Wir haben einen Hagebuttenstrauch im Garten als Sichtschutz vor dem Pool.

Rezept: „Immunpower in der Früh“ (*aus meinem Sirtfood Buch*)

- 250 g Skyr, fettarmer Joghurt oder Alpro Soja Joghurt ohne Zucker
- 2 EL Beeren (*Himbeeren, Blaubeeren oder Erdbeeren – Beeren haben wenig Zucker*), wenn tiefgefroren, kurz in etwas heißem Wasser antauen lassen.
- 1 TL Haferkleie – gut gegen hohe Cholesterine.
- 1 TL Weizenkleie – der Inhaltsstoff Spermidin soll gegen Corona helfen
- 1 TL Hagebuttenpulver z.B. von der Firma o‘clair (*hat keinen Zucker*)
- 1 TL Sanddornmark – enthält auch super viel Vitamin C

Benefits: Gutes Eiweiß, wenig Carbs, gute Antioxidantien von den Beeren und top gegen hohe Cholesterine (Haferkleie) – gutes Vitamin C durch das Sanddornmark und die Hagebutte.

Rezept: „Hagebutten Sirup“

- 1 Kilo Hagebutten und 450 Gramm Zucker

Hagebutten waschen, putzen, fein hacken. Wenn man einen „Wolf“ hat, kann man auch diesen nutzen. 2 Liter Wasser in einem großen Topf aufkochen. Hagebutten dazugeben, erneut aufkochen, vom Herd nehmen und ca. 15 Minuten ziehen lassen. Hagebutten durch ein Sieb drücken und gut abtropfen lassen. Flüssigkeit auffangen. Hagebutten und 1 Liter Wasser erneut aufkochen und noch einmal durch das Sieb pressen.

Saft in einen großen Topf geben, aufkochen und so lange kochen, bis die Flüssigkeit auf ca. 1 Liter reduziert ist. Zucker dazugeben und so lange rühren, bis der Zucker gelöst ist. Den Sirup sofort in saubere, fest verschließbare Flaschen füllen und an einem kühlen Ort aufbewahren.

Sehr lecker und sehr viel Vitamin C.

Rezept: „Hagebuttenmarmelade“

- 1 kg Hagebutten
- 1 Liter Apfelsaft
- 500 g Gelierzucker 1:2 - mittlerweile verwende ich lowcarb-Gelierzucker
- etwas Zitronensaft – die Marmelade ist länger haltbar
- 1 Packung Vanillinzucker

Die Hagebutten waschen, gut abtropfen lassen und mit einem scharfen Messer grob hacken – so wird das Passieren der Früchte leichter.

Die Hagebutten in einen großen Topf geben und mit der Hälfte des Apfelsafts und dem Vanillinzucker bei mittlerer Hitze eine Stunde lang weichkochen. Durch ein Sieb drücken und das entstandene Hagebuttenmark auffangen. In den Resten steckt jetzt immer noch ziemlich viel Hagebuttenfruchtfleisch, nochmal wiederholen. Dazu die Reste der Schalen und Kerne mit der zweiten Hälfte des Apfelsafts vermischen und alles noch einmal durch das Sieb drücken oder drehen.

Das so entstandene Hagebuttenmus abwiegen, mit Gelierzucker 1:2 in diesem Verhältnis mischen, den Zitronensaft zugeben und einige Minuten sprudelnd zu Marmelade kochen. Die fertige Hagebuttenmarmelade in sterilisierte Gläser füllen und abkühlen lassen.

Sehr lecker und sehr Vitamin-C-reich, in einer LowCarb-Variante mit dem Low Carb Gelier Xucker natürlich um vieles gesünder. So bereite ich Marmelade und Sirup heute meistens zu, da ich low carb lebe und Industriezucker meide.

Cave: Sehr gut verträglich, auch für Schwangere.
Kann aber den Harnantrieb anregen, das heißt einfach mehr trinken, vor allem Wasser. Manche Menschen reagieren auf sehr viel Vitamin C auch mit Durchfall, was aber selten vorkommt.

Holunder – Sambucus Nigra – der schwarze Holunder - Fieber ade

Den Holunder lernte ich außer als Gelee und Marmelade vor vielen Jahren mehr oder weniger durch Zufall „näher“ kennen. Ich walkte durch meinen Lieblingspark und war nach einer Erkältung noch nicht wieder richtig fit. Da bemerkte ich eine Dame, die sich an einem Baum und einem Strauch zu schaffen machte. Lindenblüten und Holunder sammelte sie und wir kamen ins Gespräch. Kurzerhand pflückte ich mit und kochte mir aus Holunder und Linde einen Tee gegen meine Schniefnase. Den Rest des Holunders verarbeitete ich als Gelee.

Der Holunder ist ein uralter Kraftbaum, den man ja nicht aus dem Garten entfernen darf. Verwenden kann man vom Holunder fast alles, die Blüten für das Gelee und den Tee, Blätter und Rinde und Früchte, aus denen meine österreichische Tante einen Immunsaft macht. Der Holunder wirkt schweißtreibend und fiebersenkend, schleimlösend und ist, gemischt mit Lindenblüten, perfekt geeignet gegen fiebrige Erkältungen.

Rezept: „Immuntrunk“ (*nach meiner Tante Heli*)

- 2 Kilo frische Holunderbeeren
- 1 Kilo Zucker
- 1 Liter Wasser

Frische Holunderbeeren sammeln, im Spätsommer, (August, September) wenn sie reif sind. Die Beeren waschen und mit einer Gabel von den Stielen befreien. In einen Topf geben und mit Wasser begießen, bis sie bedeckt sind und nicht mehr herausschauen. Aufkochen und ca. 10 Minuten weiter köcheln lassen.
Die Holunderbeeren durch ein Sieb geben, welches mit einem alten Geschirrtuch ausgelegt wird, durchgießen und noch einmal fest mit dem Tuch auspressen.

Zu dem Saft gibt man Zucker und die Zitrone und kocht das Ganze noch einmal auf. Den noch heißen Saft in heiß ausgespülte Flaschen abfüllen und sofort verschließen. Nach dem Abkühlen dunkel und kühl aufbewahren, am besten im Keller. Enthält wie die Hagebutte und der Sanddorn sehr viel Vitamin C.

Rezept: Holler – Lindenblütentee

Ca. 20 Dolden Holunderblüten und 2 Handvoll Lindenblüten im Frühsommer (Mai bis Juli) frisch sammeln.
Nach dem Ernten sollten die Blüten schnell verarbeitet werden. Die Holunderblüten vorsichtig von den Stielen ribbeln und eventuelle Käfer sowie die dicken, grünen Stile entfernen. Die Lindenblüten auch grob säubern und das gesamte Pflanzenmaterial auf einem mit Backpapier ausgelegten Backblech ausbreiten.

Dabei sollten die Blüten nicht zu eng aneinander liegen, wenn dies der Fall ist, zwei Backbleche verwenden. Den Backofen auf 50 Grad Umluft stellen, die Bleche hineingeben und ca. 3 Stunden trocknen lassen. Dabei alle 30 Minuten die Feuchtigkeit aus dem Ofen entweichen lassen. Wenn die Blüten sich vollständig trocken anfühlen, dann sind sie fertig. Wichtig, denn sonst kann es schimmeln. Ich bewahre die „Holunder Lindenmischung“ in einer Teedose auf.

1 EL der Mischung in 250 ml Wasser aufkochen und 5 Minuten ziehen lassen.

Wirkt gut bei Husten, Fieber und Grippebeschwerden. Man schwitzt danach und sollte sich gut zugedeckt auf die Couch legen und nachruhen.
Die Lindenblüten, die ich gerne mit dem Holler mische, sind für ihre reizlindernde und beruhigende Wirkung bekannt. Bei Husten, Heiserkeit sowie Entzündungen im Hals- und Rachenraum oder Schnupfen, verschafft die Linde genau wie der Holler eine echte

Erleichterung und ist auch bei Fieber eine gute Wahl. Aufgrund der schweißtreibenden Eigenschaften sind Lindenblüten, genau wie Holunderblüten, bei Grippe das Kraut der Wahl. Der Holunder gilt laut Buhner auch als Zytokinhemmer und immunmodulativ, was bei Covid-19 sehr wichtig sein kann.
In Mäusestudien hat man festgestellt, dass sich die Überlebenszeit von Mäusen mit einer tödlichen Dosis Influenzaviren verlängerte und sie nicht so viel Gewicht verloren, wenn sie mit einem Holunderpräparat behandelt wurden. Zudem gab es auch weniger Lungenblutungen. Auch bei einer Studie mit Menschen funktionierte Holundersirup gut. Die Grippesymptome verschwanden in der Holundergruppe ca. 4 Tage früher. Schon nach 2 Tagen besserten sich die Symptome und das Fieber deutlich. [14]

Cave: Blätter, Rinde und die rohen Früchte nicht in der Schwangerschaft einnehmen. Die Beeren immer aufkochen, rohe Beeren machen einen starken Durchfall, Koliken und Übelkeit.

Holunder ist heimisches Powerfood mit super viel Vitamin C und sollte bei keiner Erkältung, Husten und Fieber in der Hausapotheke fehlen. Im Tee entfaltet er gemeinsam mit den Lindenblüten bei Husten, Halsschmerzen, Schnupfen, Kopfschmerzen, Grippe und Fieber seine effektivste Wirkung.

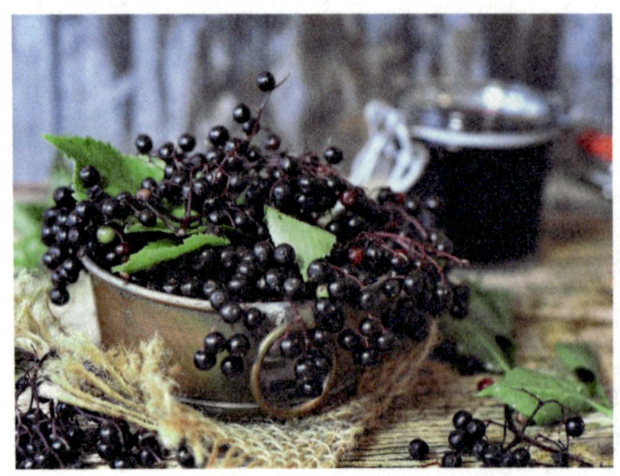

Bei den Kelten galt der Holunder als heiliger Baum und verkörperte die Unendlichkeit des Lebens: Im Winter war der Baum "tot" - im Frühjahr erwachte er zu neuem Leben. Im druidischen Baumkalender steht der Holunder für Tod und Wiedergeburt.

Huflattich – Husten ade

Der Huflattich gehört zur Familie der Korbblütler.
Er ist so genügsam, dass er sogar auf reiner Braunkohle wächst. Im zeitigen Frühjahr gehört er zu den ersten Pflanzen, die ihre Blüten entfalten. Oft werden die gelben Huflattichblüten mit Löwenzahn verwechselt, doch beim genaueren Hinschauen erkennt man erhebliche Unterschiede, denn die Huflattichblüte wächst nicht nur auf einem geschuppten Stängel, sondern die Pflanze hat auch gar keine Blätter in der Blütezeit.

Die hufeisenförmigen, weichen Blätter erscheinen erst, wenn die Blüten längst verschwunden sind. Sie riechen mild balsamisch und sind auf der Unterseite grau verfilzt. Der bevorzugte Einsatzzweck des Huflattichs in der Naturheilkunde sind Erkrankungen der Atmungsorgane, vom einfachen Husten bis hin zum Asthma.
Mit seinen einhüllenden Qualitäten lindert er sogar hartnäckigen Reizhusten und löst zähen Schleim. Auch gut bei Asthma, man kann freier atmen, da er die Bronchien erweitert.

Huflattichblätter werden als Teeaufguss (Tagesdosis 4 bis 6 g), Extrakt oder Frischpflanzensaft eingesetzt. Sie sind indiziert bei akutem Husten und Heiserkeit und helfen auch bei Entzündungen der Mund- und Rachenschleimhaut. Der Tee entfaltet eine schleimhautschützende Wirkung und hemmt den Hustenreiz. Dafür sind vor allem die in den Blättern reichlich enthaltenen Schleimstoffe (bis zu 10 Prozent) verantwortlich. Bis vor wenigen Jahrzehnten war der Huflattich eine sehr geschätzte Arzneipflanze. Zudem konnte man ihn leicht sammeln und sich daraus einen Tee brauen, da er in der heimischen Natur recht häufig vorkommt insbesondere an Straßen- und Wegrändern sowie auf Schutt- und Ackerflächen. Bei uns wäschst er auf den Wegrändern im Wald. Seine Blätter sind leicht zu bestimmen. Sie sind rundlich bis herzförmig („hufförmig"), können bis zu 30 Zentimeter breit werden und sind unterseits dicht graufilzig behaart.

Rezept: „Tee gegen Reizhusten“ (*von meiner Oma*)

Huflattich, Königskerze und Süßholz zu gleichen Teilen mischen (je 1 TL getrocknetes Kraut) und in kleinen Schlucken trinken.

Fun Fact: Der lateinische Name *Tussilago* verrät bereits den medizinischen Verwendungszweck des Huflattichs. So setzt sich „Tussilago“ zusammen aus den Wörtern „*tussis*“ für „Husten“ und „*ago*“ für „ich vertreibe“. Zum Hustenvertreiben wurde früher der Rauch der verbrannten Blätter inhaliert.

Cave: Es wäre so schön einfach: In den Wald gehen, pflücken, Tee kochen. Von einer eigenen Wildsammlung der Huflattichblätter muss man leider heute jedoch abraten. Der Grund dafür sind die enthaltenen Pyrrolizidin-Alkaloide (PA). Sie kommen zwar nur in Spuren vor, gelten jedoch als lebertoxisch und möglicherweise krebserregend. Schon vor über 20 Jahren wurden deshalb für Huflattichtee strenge PA-Grenzwerte festgelegt. Außerdem sollen Huflattich-Zubereitungen nicht länger als vier bis sechs Wochen pro Jahr eingenommen werden. Mittlerweile wurden PA-freie Huflattich-Sorten gezüchtet (*z.B. in Schoenenberger Huflattich Naturreiner Heilpflanzensaft*). Dennoch hat diese Heilpflanze heute stark an Bedeutung verloren und ist kaum mehr in Fertigarzneimitteln enthalten. Nicht in der Schwangerschaft einnehmen, kann abortiv wirken.

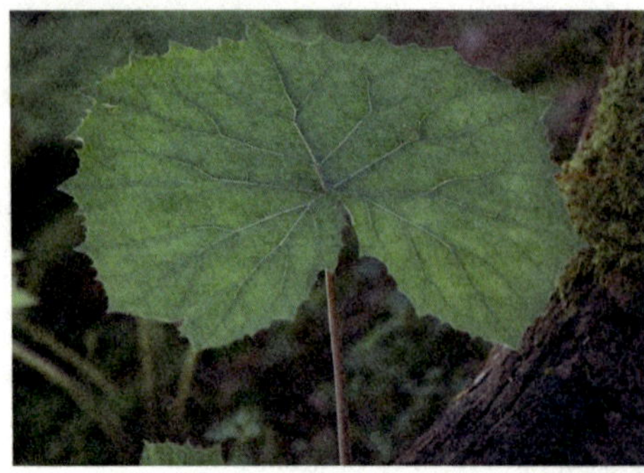

Nach antiker Überlieferung soll der Huflattich den blutigen Hufabdrücken der Centauren entsprungen sein, als diese mit den Menschen kämpften. Centauren sind Mischwesen mit einem menschlichen Oberkörper und dem Rumpf und Beinen eines Pferds.

Ingwer – heiße Inge an kühlen Tagen

2018 kam ich aus Kambodscha zurück und war richtig erkältet. Ich hatte nur meine Strickjacke im Flieger dabei und bei den Bustransfers war es eiskalt. Ich musste allen Patienten absagen und trank eine Woche lang eifrig Ingwersirup. Den meisten wird Ingwer ohnehin vertraut sein, wirkt er doch gegen Erkältungen, wärmt den Körper von innen, wenn wir fröstelig sind, was ja manchmal das erste Symptom einer Erkältung sein kann.

Ein anderer großer Pluspunkt ist, dass Ingwer bei Übelkeit hilft, was ich mal am eigenen Leib erfahren konnte. Meine Freundin und ich hatten Restkarten für einen Kinofilm in der ersten Reihe und mir wurde durch die Genickstarre übel. Mein Zustand besserte sich durch frische Luft und Ingwerbionade im Cafe nebenan. Mein Onkel erzählte mir einmal gar, dass er und meine Tante auf dem Schiff nicht seekrank wurden, weil sie eifrig eingelegten Ingwer aßen, also super gegen Reisekrankheit und Schwangerschaftsübelkeit. Die Münchner Hebamme Stephanie Heintzeler arbeitet zum Beispiel mit „Preggy Pops", Lutschern mit Ingwergeschmack. Ich nehme diese sehr gerne in den Urlaub mit gegen Reiseübelkeit.

Der Ingwer ist also ein Tausendsassa. Heimisch ist er in ganz Asien, fast jedes Essen ist mit frisch geraspeltem Ingwer gewürzt. Verwendet wird das Rhizom, die Wurzel der Pflanze, die das scharf schmeckende ätherische Öl enthält. Alles was scharf schmeckt, kann dem Mars zugeordnet werden und hilft gegen heiße und entzündliche Prozesse im Körper.

In der TCM und im Ayurveda setzt man den Ingwer daher gerne bei Erkältungskrankheiten ein, vor allem bei Vata-Naturen, die ohnehin viel frösteln und bei Kälte schnell krank werden. Ingwertee soll auch gegen Viren im Rachen helfen, indem es diese in den Magen schwemmt, wo sie durch die Salzsäure unschädlich gemacht werden.

Ingwer wirkt wie alles Scharfe schweißtreibend und regt die Verdauung an. Im Ayurveda nutzt man die immunstimulierende Wirkung und empfiehlt, jeden Morgen Ingwerwasser als Prophylaxe zu trinken, um nicht krank zu werden.

Rezept: „Ingwersirup“ (*nach meiner Freundin Katrin*)

- 300 g Bio-Ingwer
- 5 Bio Zitronen
- 500 g flüssiger Honig
- 1 Liter Wasser

Ingwer und Zitrone waschen.
Den Ingwer ungeschält mit einem scharfen Messer in feine Stücke hacken und die Zitronen halbieren. Ingwer und die Zitronen nun in einen Topf mit einem Liter Wasser geben und gut 20 Minuten bei mittlerer Hitze kochen lassen. Dabei zwischendurch umrühren.

Den Ingwer-Zitronen-Saft durch ein feines Sieb abseihen, den Topf ausspülen und den Saft zurück in den sauberen Topf gießen. Auf ca. 40 Grad abkühlen lassen und den Honig dazugeben, umrühren und alles in verschließbare Flaschen umfüllen, die vorher ausgekocht wurden.

Man kann Ingwer auch raspeln, dann tritt mehr Saft aus. Alternativ kann auch ein Entsafter benutzt werden, um ein Ingwerwasser aufzukochen; meiner Meinung nach die beste und wirksamste Option.

Cave: In der Schwangerschaft bitte vorsichtig sein, kann Wehen auslösen. Empfindlichen Mägen ist Ingwer vielleicht zu scharf.

Isländisch Moos – Wohltat für die Schleimhaut

Die Isla Moos Lutschbonbons aus der Apotheke kennt jeder, sind sie ja bei einem trockenen, kratzenden Hals eine wahre Wohltat. Sie bestehen, wie der Name schon sagt, aus „Isländisch Moos“ (*Cetraria islandica*).
Isländisch Moos ist eine sehr spannende Pflanze. Es wächst nicht nur auf Island, sondern überall im hohen Norden. Außerdem ist es, botanisch gesehen, auch gar kein Moos, es gehört zu den Flechten. Es kommt in arktischen Gebieten und gebirgigen Regionen vor und wächst auf Heiden, in Mooren und Nadelwäldern. Flechten gehören zu den ältesten existierenden Lebewesen und sind wahre Überlebenskünstler, die sich an extreme Trockenheit gut anpassen können.

Fun Fact: Isländisches Moos gilt als Delikatesse, wenn man ein Rentier ist. Ihm macht das bittere Aroma des Gewächses anscheinend nichts aus. In Island wird die Flechtenart aber auch in der Küche eingesetzt.

Im 17. Jahrhundert entdeckten Isländer die Flechte als Heilmittel, insbesondere bei trockenem Husten und Halsweh, da Flechten gut an eine trockene Kälte angepasst sind. Die Pflanze enthält zu mehr als 50 Prozent langkettige Zuckermoleküle, die Schleim bilden, um an ihrem trockenen Standort überleben zu können.
Diese schleimbildenden Zuckerstoffe legen sich wie eine Schutzschicht über die Schleimhaut in Mund, Rachen und Magen. Dadurch beruhigt sie die Schleimhaut, wenn diese gereizt ist. Isländisches Moos hilft gegen Halsschmerzen, Heiserkeit und trockenen Husten, indem sie die Qualität der Schleimhaut verbessert und vor Viren und Bakterien schützt.
Isländisch Moos wird auch von Apothekern empfohlen, besonders gegen Heiserkeit bei Menschen, die viel mit Maske sprechen müssen.

Cave: Isländisch Moos war nach dem Reaktorunglück in Tschernobyl radioaktiv belastet, auch heute noch teilweise. Daher bitte nicht die wildwachsenden Flechten sammeln.

Zubereitungen aus Isländisch Moos, die in Apotheken erhältlich sind wie zum Beispiel Isla Moos Lutschtabletten, werden dagegen vorab geprüft und gelten als unbedenklich.

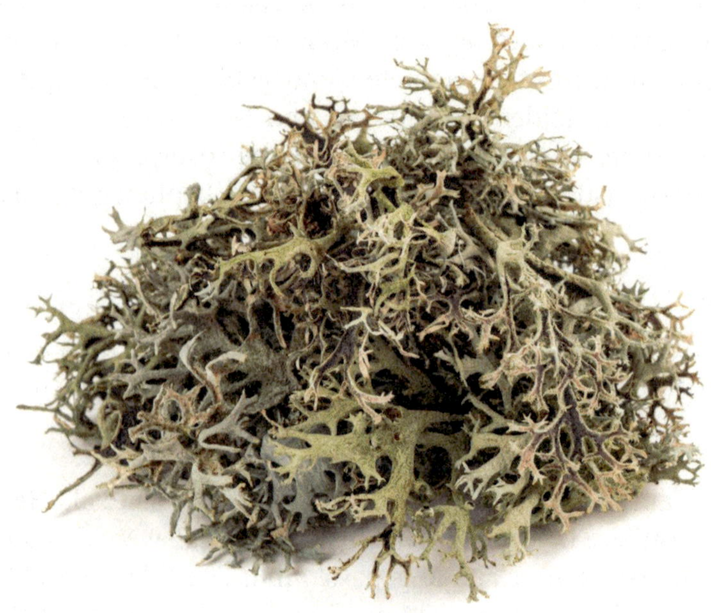

Cetraria islandica wurde bereits im 17. Jahrhundert von den Isländern zur Behandlung von Krankheiten eingesetzt. Insbesondere Erkrankungen der Atemwege wirken die enthaltenen Substanzen reizlindernd entgegen. Das Felsengras ist auch unter den Namen Fiebermoos, Graupen oder Hirschhornflechte bekannt. Neben Vitamin A, Vitamin B1 und Vitamin B12 enthält Isländisch Moos auch wertvolle Schleimstoffe. Verschiedenen Säuren wird eine antibiotische Wirkung nachgesagt.

Jasmin – Wohltat für die Seele

Ich habe mir in der Coronakrise, wenn all die Horrornachrichten und meine Sorgen um die finanzielle Zukunft wieder übermächtig wurden, ein Bad mit Jasmin und Bergamotte (*je 5 Tropfen*) und etwas Mandelöl eingelassen. Danach ging es mir sofort besser und ich hatte wieder mehr Mut und Antrieb.

Geht auch als Körpermassageöl – hier auf 50 ml Mandelöl 2 Tropfen Jasminöl und Rosenöl geben. Riecht super sinnlich.

Die Pflanze kommt ursprünglich aus Ostasien, wird aber mittlerweile auch in Nordafrika und Südeuropa kultiviert. Ihr weicher, blumig-süßer und exotischer Duft ist sehr teuer und kostbar und wirkt entspannend, angstlösend, beruhigend, aber auch beschwingend und macht, dass man die Dinge leichter nimmt, optimistischer wird und darauf vertraut, dass alles gut wird.

Cave: Nicht innerlich nehmen – enthält Lösungsmittel.

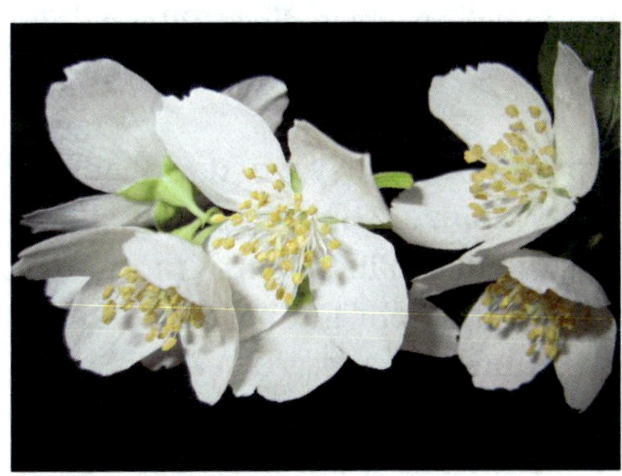

Laut einer Untersuchung der Heinrich Heine Universität Düsseldorf besitzt Jasminduft eine entspannende und beruhigende Wirkung, was die Pflanze zu einem perfekten Accessoire für das Schlafzimmer macht. Man sagt, dass ihr Duft bei abnehmendem Mond besonders intensiv sein soll.

Johanniskraut – Kraftspender an dunklen Tagen

Jedes Jahr gehe ich rund um den Johannistag (*Mitte Juni*) in den Wald und pflücke Johanniskraut, aus dem ich ein Massageöl herstelle, das sehr gut gegen muskuläre und nervale Rückenschmerzen (Lumbalgie, Ischialgie…) hilft.
Doch halt, hier geht es ja doch gar nicht um Orthopädie und Physiotherapie, sondern um das Immunsystem?

Kein Problem, Sie werden es bei der Lektüre dieses Buches ohnehin schon gemerkt haben. Viele Heilpflanzen können nicht nur bei einer Krankheit helfen (wie hier orthopädische Schmerzdiagnosen), sondern bei vielen Erkrankungen therapeutisch eingesetzt werden.

So auch das Johanniskraut, das alte „Wundkraut" des Paracelsus. Schon unsere Urahnen setzten das Johanniskraut nämlich zur Behandlung von Wunden und zur Schmerzlinderung ein. Der rote Pflanzenfarbstoff, der austritt, wenn man an der Pflanze reibt oder sie in Olivenöl ansetzt, zeigt uns ja schon, dass diese Pflanze ein guter Wundheiler ist.

Ein anderer wichtiger Einsatzpunkt ist die Psyche, da Johanniskraut als gelb blühende Sommerpflanze stimmungsaufhellend wirkt. Dies bewirkt der Inhaltsstoff des blühenden Krauts, das *Hypericin*, der antidepressiv wirkt. Wirkt sehr gut bei depressiven Verstimmungen, vor allem in der dunklen Jahreszeit. Wie gesagt, der Shutdown im Frühling war im März und vor allem im April ungewöhnlich sonnig, hell und warm, das kann aber auch ganz anders ausgehen, vor allem wenn ein Shutdown im Herbst und Winter stattfindet, wo Sonne und Licht fehlen. Hier kann man Johanniskraut als Tee zu sich nehmen (wirkt sehr sanft) oder auch als Fertigarzneien. Super wirkt Johanniskraut Urtinktur (*Hypericum- Urtinktur*) von Weleda, Wala, Ceres oder Hypericum Auro Cultum von Weleda.

Für diesen Tipp bin ich meiner Kollegin Margret Madejsky immer noch dankbar, denn sowohl Johanniskraut als auch Aurum lindern trübe Gedanken und Grübeleien und haben mir sehr durch die Coronakrise geholfen. Mir persönlich tut Johanniskraut in der homöopathischen Form besser als als „Hartpflanze", da ich auf diese über die Haut allergisch reagiere. Ich vertrage auch Sedariston (*Kombipräparat aus Johanniskraut und Baldrian*) nicht. Viele meiner Patienten profitieren jedoch sehr von diesem Präparat.

Rezept: „Carinas Rotöl"

Man nehme: Johanniskraut und erhalte ein wunderbar leuchtend rotes Öl.

Ich stelle es immer selbst her, zum einen ist es relativ einfach, zum anderen viel günstiger als gekauftes Öl. Dazu einfach die Blüten und Blätter (*ich sammle meistens einen ganzen Fahrradkorb voll*) in ein verschließbares Glas geben und mit hochwertigem pflanzlichem Öl (Bio-Olivenöl) aufgießen. Dann das Glas fest verschließen und zwei Monate an einen sonnigen Platz stellen. Färbt sich meistens schon, wenn viel Sonne da ist, nach 2 Tagen rot, warten Sie aber immer 8 Wochen, da erst dann die Inhaltsstoffe komplett ins Öl übergegangen sind.

Ich verwende es zur Massage, wirkt zum Beispiel auch als Partner-Fußmassageöl super entspannend, da gerade die Coronakrise; wie wahrscheinlich viele Krisen, psychische Beschwerden auslöst und verstärkt.

Cave: Nicht in Schwangerschaft und Stillzeit einnehmen.
Kann mit vielen schulmedizinischen Präparaten wie Psychopharmaka, Gerinnungshemmern und auch der Antibabypille unerwünschte Wechselwirkungen eingehen. Eine Klassenkameradin nahm vor vielen Jahren Johanniskrautdragees gegen Stress und wurde trotz Pille schwanger. Also bitte vorsichtig sein.

Johanniskraut kann, wie bei mir, Hautallergien auslösen. Wer helle Haut hat, bitte nicht sonnenbaden oder ins Sonnenstudio gehen. Johanniskraut macht lichtempfindlich und man bekommt schneller einen Sonnenbrand. Vor vielen Jahren erzählte mir eine Dame, dass sie sogar hautkrebsähnliche Hautveränderungen bekam. Also bitte Obacht geben. Auch Pflanzen haben Nebenwirkungen.

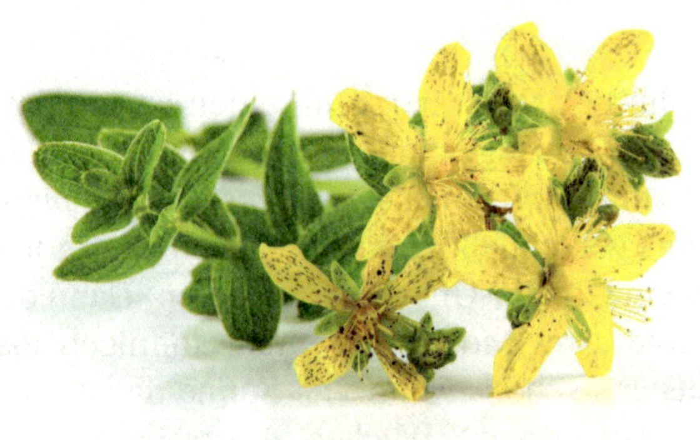

Als Einreibemittel bei Rheuma, Gicht oder Hexenschuss kommt das Öl des Johanniskraut in der traditionellen Volksmedizin seit Jahrhunderten zur Anwendung. Da Johanniskraut zudem entzündungshemmend wirkt, kann es auch zur Wundheilung eingesetzt werden. Der Ansatzschnaps aus Kraut und Blüten hingegen hilft bei Einschlafstörungen und innerer Unruhe.

In der Mythologie heißt es, dass das Johanniskraut aus dem Blute von Johannes dem Täufer oder dem Blute Christie entstanden sein soll. Demzufolge nennt man es auch „Gottesgnadenkraut“ oder „Herrgottsblume“. Wegen seiner harten Stängel auch „Hartheu“.

Kamille - volle Power gegen Bakterien

Kamillentee kennt wahrscheinlich jeder, sei es als Tee bei Magenschmerzen (*die Rollkur*) oder bei Erkältungen. Zum Inhalieren bei Husten und Schnupfen, zum Gurgeln bei Halsweh oder als Dampfbad gegen Akne, weil die Kamille die Hautregeneration fördert und ein klareres Hautbild bewirkt. Macht Sinn, denn das ätherische Blauöl der Kamille ist entzündungshemmend, wundheilungsfördernd und ganz stark antibakteriell und antimykotisch. Vor allem gegen Streptokokken, Staphylokokken und Candida. Man darf nie vergessen, es gibt außer Corona noch andere „biestige Erreger", und bakterielle Superinfektionen können sich auf einen Virus aufpfropfen.

Die Kamille, die wir als *Teekraut* kennen, heißt botanisch *Matricaria Chamomilla, deutsche Kamille, echte Kamille* oder wegen des ätherischen Öles, das man aus den Blüten der Kamille durch Destillation gewinnt, *Blauöl*. Die römische Kamille (*Anthemis Nobilis*) ist wie die echte Kamille ein Korbblütler, riecht aber aromatischer und würziger. Im Gegensatz zur echten Kamille destilliert man hier nicht nur die Blüte, sondern das ganze Kraut.

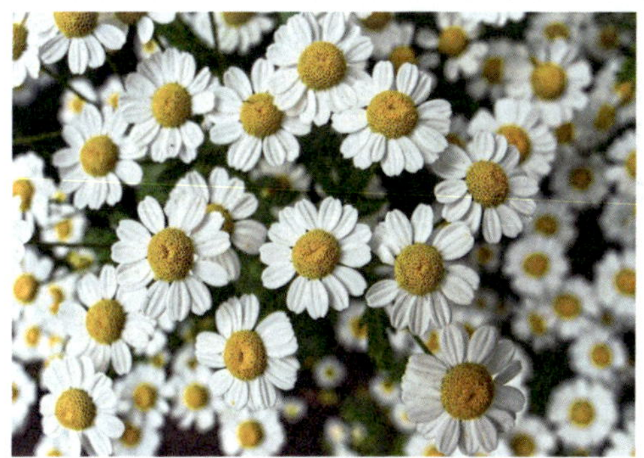

„Ein fieberschweres Haupt pflegt oftmals Hautentzündungen (wie die Gesichtsrose) durch seine Hitze zu erzeugen; oder wenn sich die bösen Säfte in ihm sammeln, erzeugt es fürchterliche fressende Geschwüre; der Grieche nennt sie Exantheme (Hautausschlag). Kocht man die Kamille frisch in Öl, treibt sie diese zurück. Bleibt hier die Wirkung aus, weicht man die frische Kamille in Essig ein und wäscht damit das Haupt: keine Salbe hilft besser." Zitat von Odo Magdunensis (11. Jh.) aus ‚Macer floridus'.

Rezept: „Carinas Kamillenkopfdampfbad“

2 EL Kamillenblüten in einem großen Topf Wasser aufkochen (ca. 2 bis 3 Liter). Es ist darauf zu achten, dass der Teeaufguss nicht zu heiß ist, da der Dampf die Haut und Schleimhaut verbrennen und die feinen Flimmerhärchen in der Schleimhaut schädigen könnte. Das Wasser für das Kopfdampfbad darf maximal 80 Grad haben. Also nach dem Aufkochen immer etwas abkühlen lassen.

Wenn Kinder inhalieren, sollten Sie es dabei nicht alleine lassen. Am besten nehmen Sie es solange auf Ihren Schoss.
Für Erwachsene: Ein Handtuch über den Kopf nehmen und den Kamillendampf inhalieren.

Variante für „Homöopathiefans“: Ätherisches Thymianöl, Myrte oder Niaouli zugeben, stört die gleichzeitige Behandlung mit Homöopathika nicht. Eukalyptusöl oder Kampfer kann ebenfalls hinzugegeben werden – wenige Tropfen genügen.
Gegen Viren: Salbeiöl und Melissenöl.

Die Kamille wirkt keimtötend bei Entzündungsprozessen in den Luftorganen und ist daher die ideale Heilpflanze zur Beruhigung der Schleimhaut im Nasen-Rachenraum. Das Kopfdampfbad entfaltet seine Wirkung auf zweifache Weise. Die ätherischen Öle im Tee wirken direkt über die Haut und werden gleichzeitig durch die Nase und den Mund eingeatmet. Ca. 15 Minuten inhalieren und nachher gut warmhalten.

Rezept: „Mundspülung"

Mundspülungen sollen gegen Corona helfen, da der Mund – Rachenraum die erste Stelle ist, wo der Keim eintritt. In den Tests in den Studien haben alle gängigen Präparate gut abgeschnitten, ich stelle mir aber meine Mundspülung gerne selber her und spüle entweder mit Kamillentee (gegen Bakterien) oder Salbeitee (gegen Viren).

Tee abkühlen lassen und den Mund spülen und den Rachen gurgeln. Etwas Salz zugeben (wirkt entzündungshemmend) und wenn Sie mit Kamillentee gurgeln, etwas ätherisches Salbeiöl zugeben sowie etwas Nelkenöl.

Cave: Kamille gehört zu den Korbblütlern. Wer auf diese allergisch ist, der sollte auf Kamille verzichten.
Ansonsten mein Lieblingskraut in der heimischen Hemisphäre.
In seiner antibakteriellen Wirkweise der Kamille sehr ähnlich ist auch die Schafgarbe, die bei mir in der Nähe am Wegrand wächst. Diese ist wie die Kamille auch ein Korbblütler und wirkt entzündungshemmend, antibakteriell, antimykotisch, krampflösend und stark blutstillend.

Kampfer – „Tigerbalm“ für frischen Atem

Die Kampferbäume wachsen in Asien, China und Japan. Die meisten von uns kennen Kampfer als Inhaltstoff des klassischen Tigerbalms, den man überall in Asien kaufen kann. Meisten besteht ein solcher Balm aus Kampfer, Cajeput, Eukalyptus und Nelkenöl. Kampferbäume können bis zu 25 Meter groß werden und bilden Kampfer erst, wenn sie etwa 50 Jahre alt sind. Dieser wird gewonnen, indem man das Holz und die Blätter destilliert. Deswegen nicht unbedingt den billigsten Balm kaufen.

Kampfer ist super gut gegen Rückenschmerzen und Erkältungen und erfrischt und stärkt den Körper, befreit die Nase; gut gegen Schnupfen, Sinusitis aber auch Bronchitis. Ich setze den Tigerbalm in der Praxis gerne ein, wenn Patienten Nacken- und Kopfschmerzen haben.
„Tigerbalm“ ist eine Wohltat bei Schmerzen und Erkältungen und ich mache ihn immer selbst. Das Kampferöl wirkt desinfizierend, schmerzlindernd und entkrampft die Bronchien. Cajeputöl sorgt für eine gute Durchblutung.

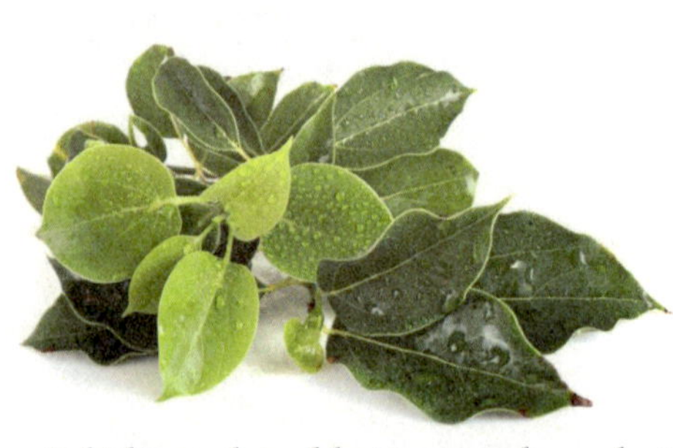

Kampfer kommt als lipophiler Wirkstoff im ätherischen Öl des Kampferbaumes vor, wird heute aber vorwiegend synthetisch hergestellt. Wegen seiner schmerzlindernden und durchblutungsfördernden Eigenschaften findet er zur äußerlichen Behandlung von Erkältungskrankheiten und auch Muskel- und Gelenkschmerzen Anwendung. Kampfer darf nicht eingenommen werden, auch für Säuglinge und Kleinkinder ist der Stoff tabu. Eine Überdosierung kann einen tödlichen Ausgang nehmen.

Rezept: „Tigerbalm“ (*von einer Freundin aus Kambodscha*)

- 5 Tropfen Cajeputöl
- 5 Tropfen ätherisches Pfefferminzöl
- 5 Tropfen Kampferöl
- 15 Gramm Sonnenblumenöl
- 15 Gramm Kokosöl
- 4 Gramm Bienenwachs

Zuerst Bienenwachs, Kokosöl und Sonnenblumenöl im Wasserbad schmelzen lassen. Sobald alle Zutaten flüssig sind, den Topf vom Herd nehmen. Die ätherischen Öle zugeben. Gut umrühren, bis sich die Öle vollständig mit dem Wachs vermischt haben. Anschließend den Balm in ein kleines Gefäß abfüllen. Dieses sollte man vorher abkochen, um den Tigerbalsam vor Verunreinigungen zu schützen und ihn länger haltbar zu machen.

Cave: Nicht innerlich einnehmen, nicht zu stark inhalieren. Nicht in der Schwangerschaft und Stillzeit anwenden sowie bei Babys, Kleinkindern und Asthmatikern. Wirkt als Antidot bei Homöopathie.

Kapuzinerkresse – Antibiose aus dem Pflanzenreich

Die Kapuzinerkresse ist eine tolle Pflanze, die ich wirklich sehr gerne mag. Sämtliche Pflanzenteile sind essbar – die Blätter ebenso wie die Blüten und sogar die grünen Samen und die noch geschlossenen Knospen.

Ich gebe gerne die roten Blüten, die schön feurig schmecken, als buntes Topping in den Salat. Sie wissen schon, alles Scharfe steht für den Kriegsgott Mars. Die scharf schmeckenden Senfölglykoside stärken die Abwehr, wirken antibakteriell und antimykotisch. Die Blätter enthalten viel Vitamin C, die roten Blüten den Farbstoff *Carotinoid.* Sie sind eine Wonne für den Darm. Der scharfe Geschmack der Pflanzen gab der Kresse ihren Namen, abgeleitet vom althochdeutschen Wort „*cresso* – „scharf'. Der Namensanteil *Kapuziner* stammt von der Form der Blüten, die den Kapuzen von Mönchskutten ähneln sollen.

Die Pflanze ist wissenschaftlich gut erforscht und kann bei Blasenentzündungen, aber auch bei Halsschmerzen, Husten und Bronchitis wie ein Antibiotikum eingesetzt werden, zum Beispiel als Fertigarznei *Angocin.*

Angocin Antiinfekt N ist ein Komplexmittel aus Kapuzinerkresse und Meerrettichwurzel und wirkt sehr gut gegen Bakterien und auch gegen Viren. Der „*Studienkreis Entwicklungsgeschichte der Arzneipflanzenkunde*" an der Universität Würzburg hat die Große Kapuzinerkresse (*Tropaeolum Majus*) zur Arzneipflanze des Jahres 2013 gewählt.

Der Grund für diese Auszeichnung liegt in der guten Wirksamkeit der darin enthaltenen Senföle: Diese fachlich auch als *Isothiocyanate* bezeichneten Pflanzenwirkstoffe können die Vermehrung von Bakterien, Viren und Pilzen hemmen und werden daher seit Jahrhunderten zur Behandlung von Infekten der Atemwege und der Harnwege (*Blasenentzündung*) eingesetzt.

Die positiven Erkenntnisse der Erfahrungsmedizin konnten in den letzten Jahren durch viele wissenschaftliche Studien und experimentelle Daten zum antimikrobiellen Wirkspektrum der Senföle auch wissenschaftlich untermauert werden.

Ursprünglich ist die Kapuzinerkresse in Süd- und Mittelamerika heimisch, dort vor allem in Mexiko, Chile, Argentinien und Peru. Als Zierpflanze ist sie heute weltweit in gemäßigter Zone verbreitet. Diese Pflanze mag es sonnig, so wächst sie am besten an einem vollsonnigen Standort, aber auch im Halbschatten gedciht sie noch recht gut. Optimal geeignet sind Lehmböden, die noch dazu kalkhaltig und sandig sind. Je magerer der Boden, desto mehr Blüten bekommt sie.

Cave: Bitte Obacht auf den Magen geben. Ich hatte mal eine Sportkollegin auf einer Fortbildung, die eine starke Erkältung hatte und Angocin einnahm. Ich warnte sie, dass Angocin auf den Magen gehen kann und sie sagte beim nächsten Modul zu mir:
„Ich habe an dich gedacht. Im Zug gings los mit Magenweh."

Reizt wie gesagt durch die Senföle die Schleimhaut und ganz besonders die Magenschleimhaut, deswegen bitte auch nicht zu lang nehmen, maximal 4 Wochen, nicht jedoch bei bekannten Magen- und Darmgeschwüren sowie Nierenerkrankungen. Es kann durch die Schärfe der Inhaltsstoffe auch zu Kontaktallergien kommen. In der Schwangerschaft bitte die Einnahme mit der Ärztin oder der Hebamme besprechen, da die Schärfe wehenanregend wirkt. Nicht bei Kindern unter 6 Jahren anwenden.

Diese heilvolle Wunderwaffe gegen Bakterien und Viren

Dr. Anne Fleck, die berühmte TV - Ärztin von den Ernährungsdocs, hat eine sehr interessante Facebookseite, auf der sie in der Coronakrise immer wieder Themen aufgreift, wie man sich gesund ernähren und sein Immunsystem stärken kann. Dabei kam die Sprache auch auf Knoblauch und Zwiebel, die beide gegen Keime wirken (vor allem gegen Bakterien und Pilze). Man sollte Knoblauch roh essen, was aber nicht jeder verträgt.

Neueste Forschungen bestätigen auch, dass Knoblauch zudem gegen Erkältungen und Viren wirklich wirksam sein kann. Und zwar sogar in weniger als drei Stunden. Zwei tägliche roh verzehrte Knoblauchzehen sollen dies möglich machen. Alte Hausmittel empfehlen auch Zwiebel gemeinsam mit Knoblauch gegen Erkältungen. In mehreren aktuellen Studien konnten Forscher bestätigen, dass Knoblauch gegen die Coronavirus-Erkrankung Covid-19 vorbeugend wirken kann und so ein sinnvolles gesundes Nahrungsmittel während der Corona-Pandemie darstellt.

Der Knoblauch gilt als natürliches Mittel gegen Viren und Bakterien und könnte auch gegen infektiöse Bronchitisviren wie das Coronavirus positive Effekte zeigen. In einer Studie untersuchte man beispielsweise erfolgreich die hemmende Wirkung von Knoblauchextrakt auf ein bronchiales Coronavirus, wobei es sich allerdings nicht um das aktuelle Coronavirus SARS-Cov-2 handelte.

Eine aktuelle Studie zeigte, dass der Knoblauch tatsächlich eine vorteilhafte vorbeugende Wirkung entfaltet, und zwar vor allem, bevor man sich mit dem SARS-CoV-2-Coronavirus infiziert. Also prophylaktisch. Knoblauch ist bekanntlich ein Lebensmittel, welches allen voran für seine immunstärkende Wirkung bekannt ist. Knoblauch hat auch antimikrobielle und entzündungshemmende Wirkungen, die gegen Bakterien, Viren und Pilze wirken. Forscher haben in der rezenten Untersuchung gezeigt, dass einige

Bestandteile der Pflanze gegen Protozoenparasiten wirksam sind. In diesem Zusammenhang scheint Knoblauch die meisten bei Patienten mit COVID-19-Infektion beobachteten Funktionsstörungen des Immunsystems umkehren zu können.

Zwar haben die Forscher noch nicht die spezifischen virenbekämpfenden Komponenten lokalisiert, allerdings meinen sie, dass bestimmte Nährstoffe im Knoblauch damit etwas zu tun haben könnten. Dazu gehören das Vitamin C, Mineralien wie Selen, bestimmte Enzyme, sowie schwefelhaltige Verbindungen.

Schließlich scheint Knoblauch gegen Erkältung auch als Nahrungsmittelergänzung zu wirken. Wer sich für diesen Weg entscheidet, sollte einen „Allicin-Pulver-Extrakt" wählen. Denn der gewährleistet eine gleichbleibende Menge von Allicin pro Einheit. [38-45]

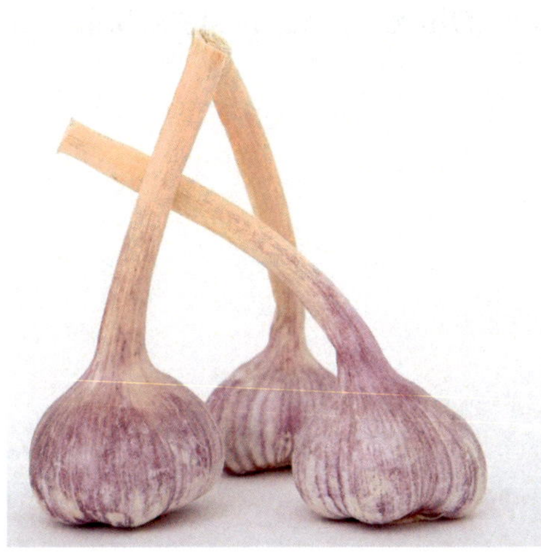

Ursprünglich aus Zentral- und Mittelasien stammend, verwendeten bereits die alten Ägypter und Griechen der Antike Knoblauch als Stärkungs- und Heilmittel gegen Darmerkrankungen, Infekte und Entzündungen. Die alten römischen Kaiser waren besessen von Knoblauch, da es als Gegengift gegen die damals in politischen Kreisen gebräuchlichen Gifte wirkte. Im Europa des Mittelalters wurde die Knolle als Waffe gegen Dämonen, Werwölfe, Vampire und natürlich Krankheiten eingesetzt.

Kochen mit Knoblauch

Zerkleinern Sie den Knoblauch, damit das Enzym *Alliinase* freigesetzt wird. Dieses Enzym hilft wiederum bei der Bildung von *Allicin*, das antibakteriell wirkt und bildet sich nur, wenn man die Zellstruktur des Knoblauchs zerstört. Also die Zehen hacken und zerdrücken, sodass der Saft austritt.

Cave: Es gibt Allergien auf Knoblauch und Knoblauch senkt den Blutdruck ziemlich stark. Roh gegessen kann er, wie auch Zwiebeln, Magenschmerzen auslösen. Nicht gleichzeitig mit Blutverdünnern wie *Marcumar* einnehmen, da auch Knoblauch das Blut verdünnt. Eine eventuelle Einnahme mit dem Arzt absprechen. Ansonsten eine wirklich einfache und leckere Art, Bakterien, Pilze und Viren und deren Toxine abzuwehren.

Funfact: Durch die FPP2-Maske riecht man den Knoblauch nicht, wenigstens ein Vorteil der „Dinger“, wenn sie schon die Schleimhäute austrocknen.

Latschenkiefer - Alpenkraut für die Lunge

Der Latschenkiefer wächst im Hochgebirge und wenn man bedenkt, wie gut die Bergluft für die Lunge ist (*man denke nur an das Vorwort aus Thomas Manns „Zauberberg“*), dann ahnt man, wie hilfreich das Latschenkieferöl bei einer Bronchitis ist.
Das Öl der Latschenkiefer ist schleimlösend und antiseptisch, man kennt es zum Beispiel als Saunaaufgussöl. Es erleichtert das Atmen und befreit die Nase. Gut zum Inhalieren – 2 Tropfen in den Kamillenteetopf geben beim Kopfdampfbad.

Super auch zum Einreiben und Abklopfen, auch vorbeugend, damit man bei einer Bronchitis keine Lungenentzündung bekommt. Ich gebe hier immer etwas Latschenkieferöl (ca. 5 Tropfen) in ein wenig Sesamöl und klopfe damit meinen Patienten den Rücken ab. Kann man auch mit dem Partner machen.
Sehr gut mit Eukalyptus in der Duftlampe. Man kann sofort besser und tiefer atmen.

Cave: Nicht in der Schwangerschaft verwenden.

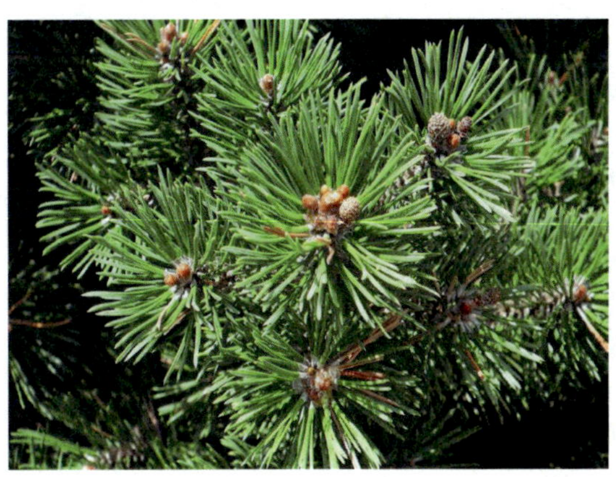

Das Öl der Latschenkiefer findet sowohl innerlich als auch äußerlich bei Katarrhen der oberen und unteren Atemwege, als auch bei Erkrankungen des rheumatischen Formenkreises Anwendung.

Lavendel – Omnipotenter Seelentröster

Über den Lavendel (***Lavendula Officinalis***) könnte ich wahre Romane schreiben. Ein wirklich tolles Kraut und ätherisches Öl. Das Wort Lavendel kommt vom lateinischen Wort *lavare = waschen*, woraus man ableiten kann, dass Lavendelöl sich hervorragend zum Putzen oder Wäschewaschen eignet, weil es Bakterien und Pilze abtötet. Frauen kennen wahrscheinlich den „Aromatampon" gegen Scheidenpilze (*5 Tropfen Lavendelöl auf Joghurt geben*) und man kann Lavendelöl auch gut bei Verbrennungen oder Wunden nehmen.

Ich will hier allerdings mein Augenmerk auf den Lavendel in seiner Wirkweise auf die Psyche legen. Er wirkt entspannend, beruhigend und schlaffördernd. Ein guter Schlaf ist immens wichtig für das Immunsystem. Lavendelöl mit Bergamotte in die Duftlampe geben oder ein Lavendelsäckchen (getrockneter Lavendel) auf das Nachtkästchen legen.

Rezept: „Cleopatras Lavendelbad"

5 Tropfen Lavendelöl in einem Becher Sahne mit etwas Honig verrühren und ins warme Badewasser geben. Wer nicht gerne badet oder keine Wanne hat, der kann sich auf diese Weise auch ein entspannendes Fußbad zubereiten.

Cave: Lavendel kann manchmal in der Duftlampe Kopfschmerzen machen und innerlich eingenommen, Übelkeit und Aufstoßen, aber auch Verstopfung verursachen. Es sind auch allergische Hautreaktionen möglich, wenn man das Öl auf die Haut aufträgt, was allerdings selten vorkommt.

Löwenzahn – Kraftspender aus dem heimischen Garten

Wie alle gelb blühenden Pflanzen, heilt der Löwenzahn Leber und Galle und wirkt positiv auf den Darm, der wiederum sehr wichtig für das Immunsystem ist. Der Löwenzahn enthält viele Bitterstoffe, vor allem *Taraxin* und auch *Inulin*, welche positiv auf die Darmflora wirken.

Löwenzahn wächst quasi überall, achten Sie beim Sammeln jedoch auf nicht gedüngte Böden, die keine Hundewiesen sind. Ich esse im Frühling jeden Tag 3 Stängel Löwenzahn aus meinem Garten. Löwenzahn wirkt aber nicht nur prima auf die Verdauungsorgane, sondern heilt die Leber, reinigt das Blut und regt die Niere an. Ganz wichtig für Covid-19 Patienten, die starke Medikamente einnehmen müssen, welche die Leber und die Niere schädigen.

Löwenzahnfrischpresssaft gibt es im Bioladen oder Reformhaus. Nicht selten gibt es dort auch frischen Löwenzahnsalat zu kaufen. Die aromatischen jungen Löwenzahnblätter, die man im Frühjahr ernten kann, können frisch zu Löwenzahnsalat oder Smoothies verarbeitet werden, gekocht zu Kräutersoßen oder Suppen. Löwenzahnblätter sind aber auch gedünstet als Spinat im Risotto oder auch in einer Quiche sehr schmackhaft. Für Löwenzahntee verwendet man bevorzugt die älteren Blätter.

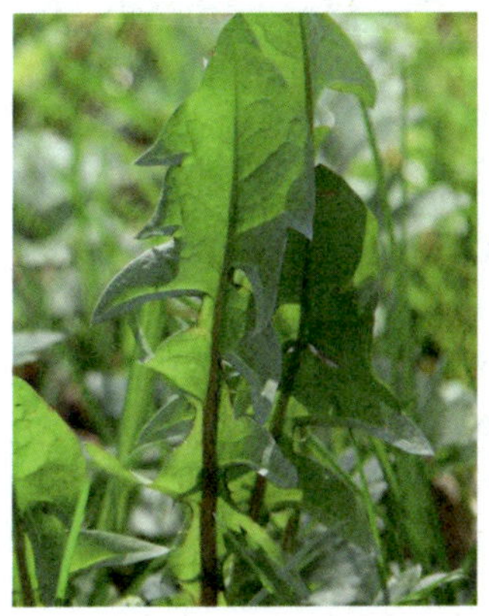

Die Bitterstoffe des Löwenzahns regen unsere Entgiftungsorgane Leber, Galle, Darm und Nieren an. Die vermehrte Bildung von Gallesaft verbessert unsere Fettverbrennung und beseitigt Verstopfungen und Blähungen. Gleichzeitig wird die Blutbildung angeregt und Nährstoffe wie Vitamin B12 und Eisen werden besser ins Blut aufgenommen.

Rezept: „Green Godess“ – Smoothie (*aus meinem Sirtfood Buch*)

- 1 Handvoll kleingeschnittener Grünkohl
- 1 Handvoll Rucola, 2 Stängel Sellerie
- 1 Handvoll Löwenzahnblätter
- Ein halber Apfel
- Eine halbe Zitrone

Alles ab in den Entsafter – ergibt etwa 50 ml Saft.
Wild gewachsene Kräuter wie frische Löwenzahnblätter sind sehr gesund.

Rezept: „Löwenzahnhonig“ (*nach Schwester Maria, einer **ehemaligen Klosterfrau, die sehr viel Wissen über Heilpflanzen hatte*** *– soll auch Husten lindern*)

- 300 g Löwenzahnblüten – an einem trockenen Tag pflücken
- 2 kg Gelierzucker
- 1 Packung Zitronensäure
- 2 Liter Wasser

Die Blüten an einem trockenen Tag pflücken. Handschuhe anziehen, sonst verfärben sich die Finger gelb. Blüten zupfen - alles Grüne, was Milch abgibt, muss weg. Die Blüten in einen großen Kochtopf geben, mit dem Wasser aufgießen und die Zitronensäure hinzugeben, 30 Minuten köcheln lassen. Die Masse durch ein Leinentuch sieben und ausdrücken. Den gewonnenen Saft mit dem Zucker sirupartig einkochen.

Cave: Die Bitterstoffe im Löwenzahn können den Magen überreizen. Wer auf Korbblütler (wie Arnika, Ringelblume, Kamille etc.) allergisch ist, reagiert wahrscheinlich auch überempfindlich auf Löwenzahn. Nicht bei Nieren- und Gallenerkrankungen anwenden. Aufgrund des harntreibenden Effekts die Präparate nicht abends nehmen und genügend Wasser dazu trinken.

Mädesüß – natürliches Aspirin und Autoimmunkraut

Mädesüß gehört zu den eher unbekannten Kräutern. Dabei ist es eines der besten pflanzlichen Schmerzmittel, denn es enthält *Salicylsäure*, die im Körper in *Acetylsalicylsäure* umgewandelt wird. Das ist derselbe Wirkstoff, der chemisch hergestellt in Aspirin enthalten ist. Die Dosierung im Mädesüß ist nicht so hoch, wie in einer Aspirintablette, aber dafür ist er auch frei von Nebenwirkungen.

Für keltische Druiden gehörte Mädesüß zu den heiligen Pflanzen und wurde vor allem wegen seines Duftes geschätzt. So war es früher üblich, die Wohnstätten mit Mädesüß auszustreuen. Imker rieben neue Bienenstöcke mit dem Kraut aus, da diese dann besser von den Bienen angenommen wurden. In England wird es noch heute in Duftpotpourris gemischt. Das kräftige honigartige Aroma eignet sich hervorragend zum Aromatisieren von Süßspeisen. Man süßte mit dem Mädesüß bei den Kelten auch den Honigwein, den Met. Dies erzählte mir auf den Mittelalterfesten in meiner Uni Stadt Augsburg der „Metbrauer", der ein großer Fan des Mittelalters war und viel über diese Epoche wusste.

In der Heilkunde ist Mädesüß nicht nur ein gutes Schmerzmittel, sondern auch eine Hilfe bei Rheuma, Völlegefühl und Erkältungen. Es ist entzündungshemmend, schmerzlindernd und fiebersenkend. In fertigen Erkältungstees ist häufig Mädesüß enthalten.
Mädesüß enthält Vorläufersubstanzen der Salicylsäure. Der Apotheker Felix Hoffmann gewann aus der Säure im Jahr 1897 erstmals Acetylsalicylsäure – ein seit über hundert Jahren angewandtes und heute noch weit verbreitetes Schmerzmittel.
Das echte Mädesüß (*Filipendula Ulmaria*) ist eine Staude, die bis zu zwei Meter in die Höhe wächst. Sie besitzt Blätter, die sich wechselständig anordnen. Die Blattoberseite ist dunkelgrün gefärbt und kahl, die Unterseite weist eine filzige Behaarung auf. An den Rändern sind die Blätter fein gesägt. Die zahlreichen, kleinen

Blüten befinden sich in den Blütenständen, duften süßlich und sind gelblich-weiß gefärbt. Das echte Mädesüß gehört zu den Rosengewächsen und blüht von Juni bis August. Es kommt in Europa und Nordamerika vor und wächst auf feuchten Wiesen sowie an Bachufern. Bei uns zum Beispiel direkt am Dorfweiher und am nahegelegen kleinen Badesee. Die wirksamen Inhaltsstoffe befinden sich in den Mädesüßblüten.

Rezept: „Mädesüßtee"

Einen Teelöffel Blüten (*frisch oder getrocknet*) des echten Mädesüß mit ¼ Liter kochendem Wasser übergießen. Zehn Minuten ziehen lassen und zwei Tassen pro Tag trinken.
Ich trinke eine Tasse am Tag, da der Tee wie ein pflanzliches Aspirin wirkt (nur sanfter) und Aspirin anscheinend einen Coronaverlauf eventuell positiv beeinflussen kann. [46]

Cave: Menschen, die auf Salicylate allergisch oder mit einer Unverträglichkeit reagieren, dürfen Mädesüßblüten (wie auch Extrakte aus Weidenrinde) nicht anwenden. Ansonsten ist ein Mädesüßtee bei Fieber und Kopfschmerzen ein verträglicher Heiltee.

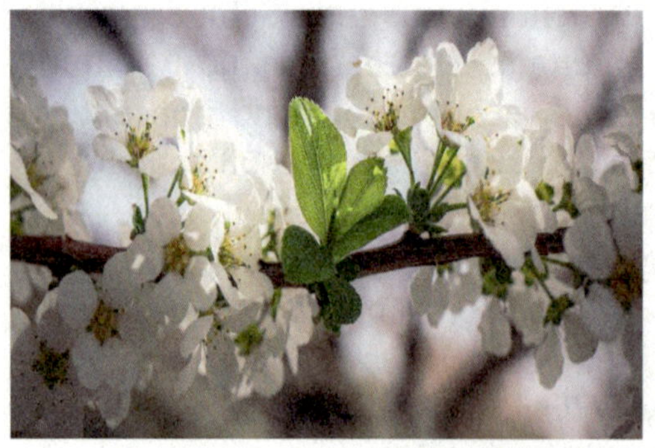

Mädesüß zählte zu den drei heiligsten Kräuter der Druiden und war eine wichtige Ritualpflanze. Zu Sonnenwendfeierlichkeiten wurde sie verbrannt, um böse Geister und Dämonen abzuwehren. In der Heilkunde ist Mädesüß nicht nur ein gutes Schmerzmittel, sondern auch eine Hilfe bei Rheuma, Völlegefühl und Erkältungen. Es ist entzündungshemmend, schmerzlindernd und fiebersenkend. In fertigen Erkältungstees ist häufig Mädesüß enthalten.

Manuka - Honig -
Der Immunbooster von Down Under

Manuka wird gegen Viren und Bakterien eingesetzt und ist eine Pflanze, die in Neuseeland beheimatet ist. Sie zählt zu den Teebaumgewächsen. Hierzulande besser bekannt als das ätherische Öl ist der Manuka-Honig, der von Honigbienen aus dem Blütennektar der Südseemyrte erzeugt wird. Dieser Honig wird traditionell als Naturheilmittel verwendet.
In vitro konnten antibakterielle Eigenschaften des Honigs nachgewiesen werden. Der neuseeländische Honig wirkt nachweislich antiseptisch, antioxidativ, wundheilend und ist super gegen Erkältungen.

Auch herkömmlicher Honig hat eine antiseptische Wirkung, Manuka ist jedoch so eine Art „Honig-Ferrari". Schon Hippokrates, der berühmteste Arzt des Altertums, wusste, dass Honig offene Wunden und Geschwüre sehr schnell abheilen lässt. Natürlich kannte er als Grieche den Manuka-Honig noch nicht, er wäre vermutlich absolut begeistert gewesen.

Heute weiß man auch warum: Die Wirkstoffe des Manuka-Honigs wirken wie ein natürliches Antibiotikum. Ein Geheimnis des süßen Honigs aus der Südsee besteht darin, dass er neben den Zuckern des Honigs als wesentlichen Inhaltsstoff das antibakteriell wirksame Zuckerabbauprodukt *Methylglyoxal* (MGO) enthält, welches sogar gegen multiresistente Keime wirkt und damit auch Wunden heilt.
Zwar enthält im Prinzip jeder gute Naturhonig Methylglyoxal, doch der Manuka-Honig enthält MGO in einer außerordentlich hohen Konzentration. Weder die Blätter noch der Blütennektar des Manuka-Strauchs enthalten größere Mengen an MGO. Erst nach Verarbeitung des Nektars durch die Bienen, wenn der Honig in der Wabe reift, bildet sich nach und nach immer mehr von der antibakteriellen Substanz. So kommt es, dass der verzehrfertige

Manuka-Honig bis zu 800 Milligramm MGO pro Kilogramm Honig enthält, wohingegen es normaler Honig nur auf 20 Milligramm pro Kilogramm bringt. Im Klinikum „Dritter Orden" in München werden selbst üble Wunden, die mit dem gefürchteten MRSA-Keim verseucht sind, mit Manuka-Honig erfolgreich behandelt.

Ich habe zum Beispiel eine Patientin mit drei kleinen Kindern, die oft krank sind und den Rest der Familie anstecken. Nach der Lektüre des Zeitungsartikels besorgte sie sogleich den Manuka-Honig im Reformhaus und schwört seitdem darauf.

Bei Halsschmerzen empfiehlt sich eine Gurgellösung aus lauwarmem Wasser und einem Esslöffel Manuka-Honig. Und wer dauerhaft seine Abwehrkräfte stärken möchte, rührt sich einen Teelöffel Manuka in den Tee oder Kaffee. Keine Angst: Der Wirkstoff MGO ist nicht hitzeempfindlich. Bitte achten Sie beim Einkauf auf gute Qualität.

Rezept: „Immunfußbad"

Fußbadewanne mit warmem Wasser befüllen. Etwas Olivenöl hineingeben und 3 Tropfen ätherisches Manukaöl. Hilft gegen das Frösteln und lindert Erkältungen. Ich reibe nach dem Fußbad meine noch warmen Füße immer noch mit etwas Sesamöl ein, in das ich ein paar Tropfen Manukaöl hineingebe, ziehe warme Socken an und ab auf das Sofa.

Melisse - Antivirale Power

Melisse kennt fast jeder als Geheimwaffe gegen Herpesviren. Manchmal hilft es, ein frisches Melissenblatt zu zerreiben und auf den Herpes zu geben, der sich ja meist schon früh durch ein Spannungsgefühl in der Lippe bemerkbar macht.

Ätherisches Melissenöl (*Melissa Officinalis*) ist sehr teuer, da man für einen Liter bis zu 7.000 Kilo von der Pflanze destillieren muss. Melisse ist super vielseitig, aber auch Bestandteil von Lebenselixieren wie Aquavit von Soluna, welches sehr positiv auf das Immunsystem wirkt oder des balsamischen Melissengeistes von Weleda. Ich nutze beide gerne.

Sehr antiviral wirken wässrige Auszüge aus der Pflanze wie ein Tee. Vielleicht hilft die Melisse ja nicht nur bei Herpesviren, wo es viele Belege gibt [48], sondern auch bei Covid-19 oder Grippeviren? Auf der psychischen Ebene ist Melisse ein Herzenströster und Melisse gilt auch als Herzpflanze zum Beispiel als Melissentee oder auch als Cordiac von Soluna, den man als Herzschutz nehmen kann.

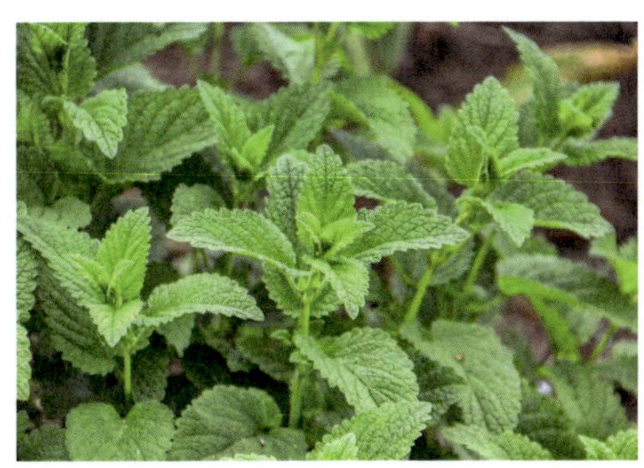

Die Melisse zählt zu den ältesten Heilkräutern in vielen Kloster- und Kräutergärten. Bereits die alten Römer nutzten sie gegen Herzkrankheiten sowie Milzleiden.
„Die Melisse ist warm. Ein Mensch, der sie isst, lacht gerne, weil ihre Wärme die Milz berührt und daher das Herz fröhlich macht.“
(Hildegard von Bingen)

Rezept: „Carinas Melissengeist“
(*von meiner Oma, sie kam aus Böhmen und nahm Becherovka*)

- 1 Handvoll Melissenblätter
- 1 Flasche klarer Schnaps wie Vodka

Von der gesäuberten Zitronenmelisse die Triebspitze abkneifen und die Blätter abstreifen. Die Flasche mit dem Kraut füllen und dann mit dem Schnaps auffüllen. 6 Wochen ziehen lassen, zwischendurch immer mal wieder gut durchschütteln.

Durch ein Sieb in eine saubere Flasche abfüllen.
Hilft bei Erkältungen und stärkt allgemein das Immunsystem. Also auch gut prophylaktisch nehmen oder nach einer Erkrankung, um wieder auf die Füße zu kommen. Ein kleines Stamperl jeden Tag, würde man auf Bayerisch sagen. Nicht für Kinder, Schwangere und alkoholkranke Menschen geeignet.

Myrrhe – Balsam für wunde Münder

Eine trockene Schleimhaut sollte man generell vermeiden, da diese Bakterien, Viren und Pilzen Tür und Tor öffnet. Hier kann man gut Myrrhe probieren. Myrrhe ist ein Harz des Balsambaumes oder Balsamstrauches, der in den Wüstenregionen rund um das Rote Meer wächst und ähnelt dem Weihrauch, der auch ein Harz ist. Mit dem Harz heilen die Bäume ihre eigenen Wunden und Geschwüre, deswegen sind Harze ideale Wundbalsame. Myrrhe ist entzündungswidrig, wundheilend, desinfizierend, antiseptisch und wirkt gegen Bakterien, Pilze und Viren.

Ich nutze im Moment Myrrhe für meinen maskengeschädigten trockenen Mund und Hals. Zudem soll regelmäßiges Mundspülen das Übertragungsrisiko von Coronaviren senken. Ergebnisse aus Zellkulturexperimenten mit acht verschiedenen Mundspülungen zeigen, dass handelsübliche Präparate einen Effekt auf SARS-CoV-2-Viren haben. Drei der Mundspülungen verringerten die Virusmengen sogar so weit, dass nach 30 Sekunden Einwirkung kein Virus mehr nachzuweisen war. Wie lange dieser Effekt anhält, muss aber noch untersucht werden. [49]

Myrrhe gibt es auch als Myrrhe-Mundwasser zum Spülen und Gurgeln. Die anthroposophische Firma *Weleda* stellt nicht nur tolle Naturkosmetikprodukte, sondern auch sehr gut wirkende anthroposophische Medizin her, ähnlich wie auch *Wala*.

Von *Repha Os* gibt es ein Mundspray, das pflanzliche Extrakte aus Tormentilla, (Blutwurz), der Ratanhiawurzel und Myrrhe, aber auch ätherische Öle wie Pfefferminze, Eukalyptus, Nelken und Anis enthält. Ein klasse Mundspray, um die Schleimhaut zu befeuchten. Man kann damit aber auch gurgeln und den Mund spülen.

Rezept: „Gurgelwasser“ (*von meiner Oma*)

1 Tasse Wasser, etwas Emser Salz und je 3 Tropfen Myrrhe und 3 Tropfen Melisse oder Salbei (zum Beispiel bei Primavera bestellen.)

Cave: Nicht in der Schwangerschaft.

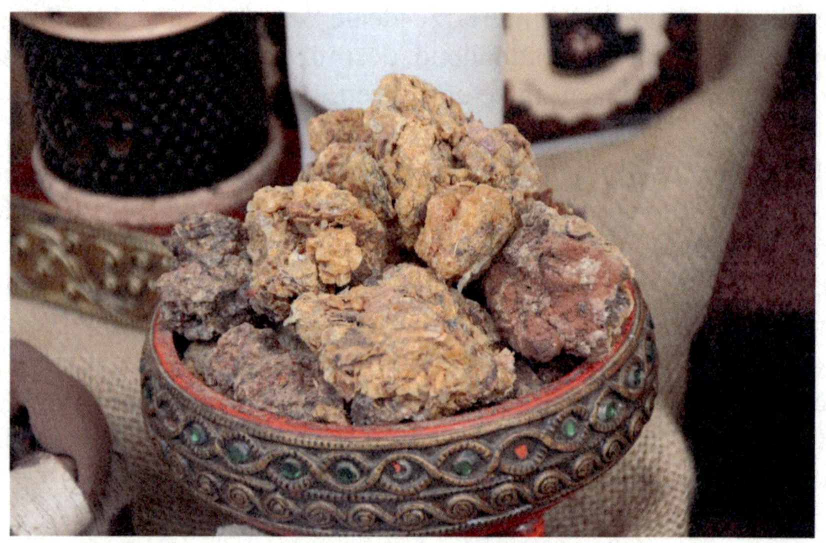

Myrrhe reduziert im Darm entzündungsfördernde Prozesse und freie Radikale. So hilft es dabei, das antioxidative Schutzsystem zu stärken. In Kombination mit Kaffeekohle und Kamille wird die antientzündliche Wirkung potenziert. Dies ist insbesondere für Patienten mit Colitis ulcerosa von Bedeutung.

Myrte – Grippe ade

Man schließe die Augen und träume sich in den Frankreich-Urlaub, genauer gesagt nach Korsika. Duftende Macchia, ein grüner Teppich, der sich über die gesamte Insel legt und im Frühjahr in voller Pracht erblüht. Allein der Geruch ist unverwechselbar – eine Mischung aus verschiedenen Kräutern, wie Myrte, Rosmarin, Wacholder oder Ginster.

Myrte befreit die Atemwege und wirkt antiseptisch und immunmodulierend. Sehr gut bei grippalen Infekten, Husten, Bronchitis und Sinusitis. Das Öl wirkt reinigend, klärend und hilft gut bei erkältungsbedingten Kopfschmerzen.

Der Myrtenstrauch ist im gesamten Mittelmeerraum beheimatet. Das Myrtenöl gewinnt man aus den Blättern des Myrtenstrauches, die Myrte riecht würzig, krautig, ein wenig eukalyptusartig.

Funfact: Myrtenzweige werden gerne im Brautkranz verarbeitet. Das ätherische Öl gewinnt man aus Blättern, Zweigen und Blüten.

Rezept: „Einreibung“
(*man kann damit auch seinen Partner einreiben*)

3 EL Sesamöl in einem Wasserbad erwärmen und 5 Tropfen Myrtenöl zugeben. Das Öl einer sitzenden Person auf Rücken und Brustkorb reiben und klopfen.

Cave: Nicht in der Schwangerschaft.

Niaouli - Grippeöl per excellence

Der Niaoulibaum wächst in Asien und Australien und ist verwandt mit dem Cajeputbaum, da beide zur Familie der Myrtengewächse gehören. Sein Öl regt den Kreislauf an und wirkt sehr antiseptisch auf die Atemwege. Der Duft kann auch wie Eukalyptusöl prophylaktisch eingesetzt werden, um sich in der Grippezeit nicht anzustecken; zum Beispiel in einer Duftlampe, wenn jemand in der Familie erkrankt ist.

Ich verwende dieses Öl gerne zum Inhalieren oder in meinem Nasenspülkännchen bei Schnupfen oder Sinusitis. Einfach ein paar Tropfen in die Emser Salz-Wasser-Mischung geben, Niaouli ist sehr hautfreundlich. Beim Inhalieren gebe ich es gerne in meinen Kamillentee beim Kopfdampfbad. Sorgt auch für einen frischen Kopf und hilft, wenn man sich schlapp und müde fühlt. Befreit aber nicht nur eine verstopfte Nase, sondern hilft auch bei erkältungsbedingten Kopfschmerzen, die einem ja bei einer Nasennebenhöhlenentzündung oft plagen.

Für mich besser geeignet als Kampfer oder Eukalyptus, da es die Einnahme von homöopathischen Mitteln nicht blockiert.

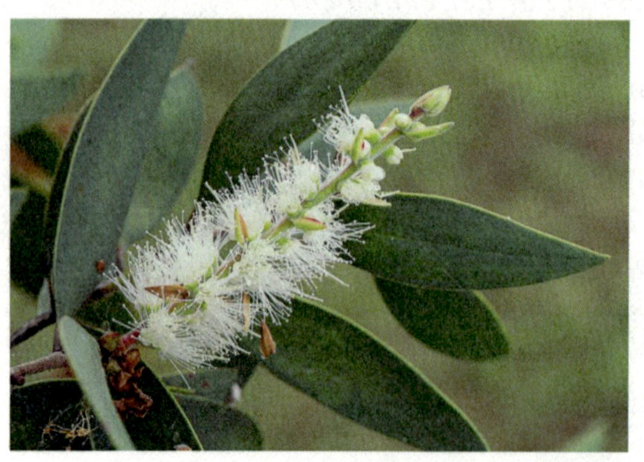

Ätherisches Bio-Niaouliöl ***wird als äußerst effizientes*** *Naturheilmittel geschätzt* ***und findet bei zahlreichen*** *Erkrankungen Einsatz. Bakterielle als auch virale Infekte der Atemwege wie Bronchitis oder Schnupfen, infektiöse Beschwerden des Verdauungstraktes oder gynäkologische Infektionen können behandelt werden. Wirkt auch als Antiseptikum gegen Herpes.*

Odermennig – das Sängerkraut

Der Gewöhnliche Odermennig (*Agrimonia Eupatoria*) ist eine Pflanzenart innerhalb der Familie der Rosengewächse. Dabei handelt es sich um eine sommergrüne und krautige Pflanze, die von Juni bis September blüht. Die entzündungshemmenden Gerbstoffe sind in den blühenden Sprossspitzen sowie in den Blättern enthalten. Deswegen funktioniert der Tee auch sehr gut als Halswehtee, aber auch bei Menschen, die viel sprechen müssen, was ja mit Maske sehr schwer und anstrengend ist. Ich denke hier vor allem auch an Lehrer und Schüler.

Rezept: „Gurgeln mit dem Sängerkraut" (*von meiner Oma*)

Kaufen Sie Bio Odermennig und bereiten Sie einen Tee zu: Mehrmals täglich zwei bis drei Esslöffel Odermennigkraut mit kaltem Wasser aufsetzen, dieses dann erhitzen und einige Minuten köcheln lassen, dann abseihen, etwas abkühlen lassen und damit gurgeln. Odermennigtee soll auch allgemein gesehen sehr gesund sein, denn laut japanischen Forschern regt es die Bildung von *Interleukin* an, das wiederum B- und T-Helferzellen aktiviert, was bei fieberhaften Infekten sehr sinnvoll ist.

Generell ist Odermennigtee dem Grüntee nicht unähnlich und grüner Tee hat genauso wie Obst, Gemüse und schwarze Schokolade (*85 Prozent aufwärts*) viele Polyphenole. Sie stimulieren die Killerzellen, stärken das Immunsystem und wirken antientzündlich. Zusätzlich wirkt Odermennig dank der Polyphenole auf der Zellebene und stärkt diese, damit Viren nicht so leicht andocken können. Sie können Odermennigtee ähnlich wie Grüntee täglich trinken, bis zwei Tassen am Tag. Wirkt basisch auf den Körper, was ja auch sinnvoll ist, da ein basischer Körper nicht so anfällig Viren und Bakterien gegenüber ist, wie ein übersäuerter.

Cave: Gerbstoffe können stopfen.

Orthosiphon Tee - Nierenstärkung

Orthosiphon, auch bekannt als *indischer Nierentee* oder *Katzenbart*, ist eine sehr wichtige Pflanze für das Nierensystem und absolut sinnvoll, wenn ein systemischer Covid-19 auf die Niere schlägt. Orthosiphon wirkt harntreibend (*diuretisch*), verbessert die Nierentätigkeit und steigert die Ausscheidung von Harnstoff und Harnsäure im Urin, hemmt die Ausscheidung von Eiweißen und Blut und wirkt entzündungshemmend. Es ist sozusagen der indische Bruder der *Goldrute*, da beide Nierenparenchympflanzen sind und das Nierengewebe heilen. Immer eine Option, wenn bei einer Grippe oder bei Covid-19 sich die Nierenwerte verschlechtern, auch prophylaktisch. Insbesondere bettlägerige Menschen bekommen schnell Probleme an der Blase oder an der Niere. Hier eignet sich der Tee prophylaktisch sehr gut, um einem Nierenstau entgegenzuwirken.

Rezept: „Tee für starke Nieren“ (*von meiner Oma*)

1 EL Teekraut (Bioladen) in einer Tasse kaltem Wasser ansetzen, ca. 1 Stunde so ziehen lassen und dann abseihen und erhitzen.
Eine Tasse am Tag trinken. Ich kombiniere gerne den Tee mit der guten alten Preiselbeere, die wie Cranberry sehr gut bei Blasenentzündungen hilft. Preiselbeersaft oder Cranberrysaft aus dem Reformhaus oder Bioladen sind sehr gut geeignet, um die Harnwege zu desinfizieren und E-Coli-Bakterien zu bekämpfen.

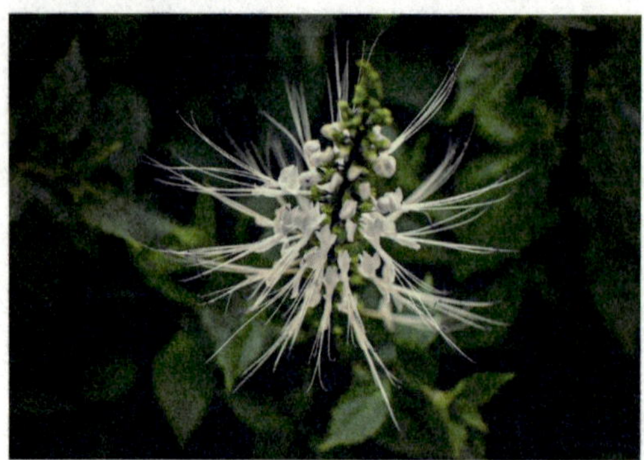

Die getrockneten Blätter und Zweigspitzen von Orthosiphon werden arzneilich bei bakteriellen und entzündlichen Beschwerden der ableitenden Harnwege oder zur Behandlung von Nierengrieß verwendet. Die Inhaltsstoffe besitzen nachweislich antimikrobielle Eigenschaften.

Palmarosa – Wunderwaffe gegen Fieber

Palmarosa (*Cymphopogon Martinii*) ist ein wohlriechendes tropisches Gras und entstammt der gleichen Familie wie Lemongrass und Zitronella.

Ich empfehle es gerne, wenn jemand eine Grippe oder Covid-19 mit hohem Fieber hat, denn es wirkt stark fiebersenkend. Man kann es gut in der Duftlampe mit Ravintsara (*Cinnamomum Camphpora*) mischen, welches ebenfalls sehr stark antiviral wirkt.
Ravintsara wirkt antiseptisch und reinigt die Atemluft von Bakterien und Viren.

Rezept: „Duftlampe Antisepsis“

- 3 Tropfen Palmarosa
- 2 Tropfen Ravintsara

Im Krankenzimmer aufstellen.

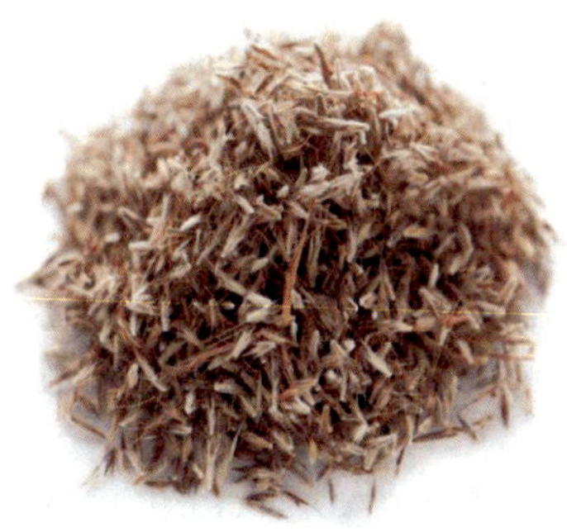

Das Cymphopogon-Martiniiöl wirkt antibakteriell, antiviral, antimykotisch und hat eine stärkende Wirkung. Der angenehme Duft beruhigt und gleicht die Stimmung aus.

Pfefferminze - Erste-Hilfe-Öl

Pfefferminze ist eine gute Heilpflanze, die in keiner Hausapotheke fehlen sollte. Sie ist die bekannteste Vertreterin aus der Familie der Minzen. Sie gehört zu den Heilpflanzen, die bei den meisten Menschen Erinnerungen an die Kindheit wecken. Bei Erkältungssymptomen waren und sind Pfefferminztee und Einreibungen oder Inhalationen mit Pfefferminzöl nahezu unvermeidbar und das aus gutem Grund: Pfefferminze wirkt entzündungshemmend und löst den Schleim in den Atemwegen. Außerdem fördert sie die Verdauung und wirkt darüber hinaus noch leicht beruhigend.

Pfefferminztee ist nicht nur eine sehr gute Teedroge gegen Erkältungen, sondern verspricht auch bei Kreislaufbeschwerden, Übelkeit und Bauchweh Hilfe. Bei Halsweh tut Gurgeln mit Pfefferminztee gut und man kann auch prima damit inhalieren. Ähnlich wie das Kamillenkopfdampfbad, einfach Pfefferminztee aufkochen und den heißen Dampf inhalieren. Pfefferminze wirkt nämlich antiseptisch, antibakteriell, antimykotisch und entkrampfend.

Das ätherische Pfefferminzöl ist sehr gut geeignet, grippe - oder coronabedingte Kopfschmerzen zu beseitigen ohne die Nebenwirkungen einer Aspirintablette. Einfach auf die Schläfen und die Stirn aufgetragen, wirkt es sehr schmerzlindernd. Die Stiftung Warentest bescheinigte dem Pfefferminzöl im August 2014, es könne eine Alternative zu herkömmlichen Kopfschmerzmitteln sein.
Die wirksamen Bestandteile der Pfefferminze stecken in ihrem ätherischen Öl, das auch als *Mentholöl* bezeichnet wird. Ganz richtig ist diese Bezeichnung aber nicht, denn genau genommen ist Menthol nur eines der Bestandteile des Pfefferminzöls. Weitere sind beispielsweise sekundäre Pflanzenstoffe und Gerbstoffe wie *Menthylacetat, Menthon* und *Menthofuran.* Die Blätter der Pfefferminze enthalten bis zu 4 Prozent dieses ätherischen Öls. [50]

Rezept: „Gurgel den Corona weg“

1 EL Propolistinktur und 5 Tropfen Pfefferminze in ein Glas Wasser geben und damit gurgeln.

Pfefferminze wirkt stark kühlend und eignet sich daher super bei Fieber, ich gebe immer etwas Pfefferminzöl auf meinen Waschlappen und wasche damit meine Stirn, super auch bei Wadenwinkeln.

Cave: Pfefferminze soll nicht bei schweren Leberschäden, Gallensteinen oder Gallenblasenentzündungen angewendet werden. Kann auch Magenschmerzen auslösen, dann geringer dosieren. Empfindsame Menschen können bei Inhalationen mit starkem Hustenreiz reagieren, selbst wenn sie der Lösung nur wenige Tropfen Pfefferminzöl beifügen.

Nicht in der Schwangerschaft und bei Babys und Kindern bis 6 Jahre anwenden, da es den Atemantrieb stören kann. Ich bin generell vorsichtig mit diesem Öl, wenn ich selbst oder Patienten Homöopathika einnehmen. Kann diese massiv stören, da es ein Antidot ist. Abends kurz vor dem Schlafengehen keine gute Idee, da Pfefferminze wach hält.

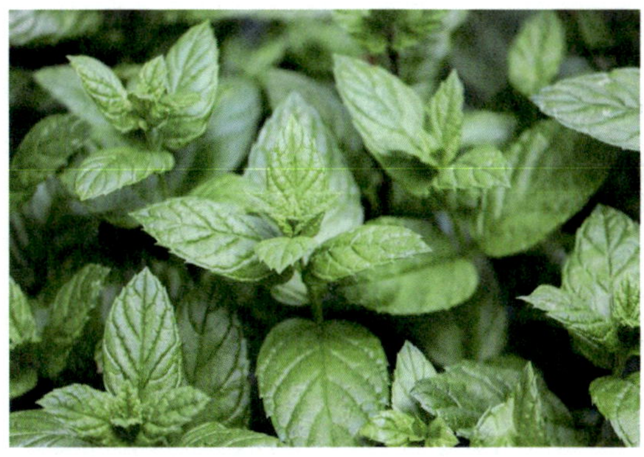

Minze wurde im 17. Jahrhundert in England entdeckt. Sie hilft nachweislich bei Magen- und Darmbeschwerden, Übelkeit, Durchfall, Blähungen u.v.m. Äußerlich angewendet, wirken die ätherischen Öle lindernd und kühlend. Hildegard von Bingen empfahl zerstoßene Blätter als aufgelegtes Pflaster gegen Geschwüre und Krätze.

Propolis - Der Immunbooster aus dem Bienenreich

Ein sehr lieber Patient von mir erzählte mir, dass er als Kind immer, wenn er erkältet war, eine Bienenwabe zum Essen bekam. Die Eltern hatten einen Stand auf dem Münchner Viktualienmarkt. Propolis, das von den Bienen produzierte und gegen Bakterien, Viren und Pilze im Bienenstock wirkende Kittharz, wirkt auch bei uns Menschen positiv. Spannend ist, dass in einem Bienenstock sehr viele Bienen bei hoher Temperatur und hoher Luftfeuchtigkeit auf engstem Raum leben, was Pilze und Bakterien nur so anlocken würde. Das Bienenkittharz schützt das Bienenvolk wie ein natürliches Antibiotikum vor diesen Krankheitserregern.

Zudem dichtet das Bienenkittharz kleinste Risse am Stock nach außen ab und tut das wahrscheinlich auch bei unserer Schleimhaut. Was den Bienenstock schützt, kann auch dem Menschen nützen. Propolis wirkt nämlich als natürliches Antibiotikum gegen ein breites Spektrum von Bakterien und bekämpft zudem Viren und Pilze. Es wird daher oft gegen Infektionen der Haut und Atemwege eingesetzt. Des Weiteren hat Propolis eine entzündungshemmende und regenerative Wirkung, was wichtig bei trockener Schleimhaut ist. Harze dichten ja immer undichte Stellen, auch an ihren jeweiligen Bäumen, ab.

Untersuchungen am Menschen zeigen, dass Propolis auch antiviral wirkt: Insbesondere der Wirkstoff CAPE (*Kaffeesäure-Phenyl-Ester*) hat sich bei Herpes-Viren bewährt. Aber auch gegen Adeno- und Influenzaviren scheint Propolis zu helfen. Bei einer drohenden Erkältung nehme man 3 x 20 Tropfen Propolis-Urtinktur oder Tinktur. Ich verwende Propolismundspray und Propolis-Urtinktur, bzw. „Manuka-Propolis" Mundspray prophylaktisch. Man kann gute Propolispräparate aber auch lokal beim Imker kaufen. Mein Yogalehrer Pita Holzapfel im Westerwald hatte einen Opa, der Imker war. Deswegen hatte der Shop bei Yoga Vidya im Westerwald auch immer Propolistinktur im Sortiment.

Cave: Propolis Royal hat ein hohes Risiko, eine allergische Reaktion auszulösen. Besonders gefährdet sind Menschen mit Neigung zu Überempfindlichkeitsreaktionen, Asthmatiker oder einer bekannten Allergie auf Bienen- oder Wespenstiche. Sie sollten auf Produkte mit Propolis verzichten, um etwaige schwere allergische Reaktionen und Kontaktallergien zu vermeiden.

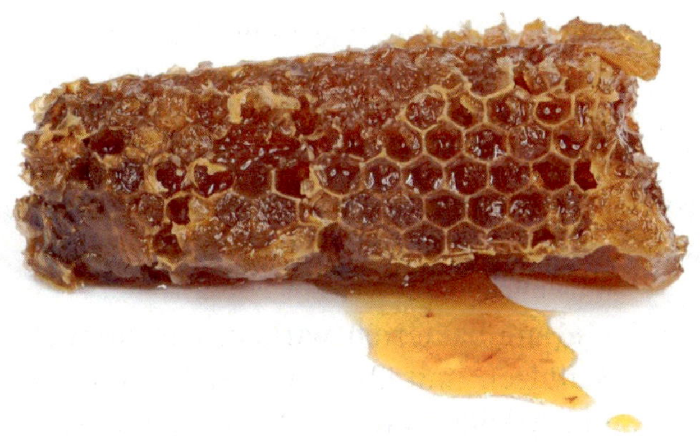

Im Tierversuch konnte gezeigt werden, dass Propolis oxidativem Stress entgegenwirkt und als Radikalenfänger fungiert. Zudem hemmt es das Wachstum von Candida albicans und Hautpilzen. Ebenfalls im Tierversuch bestätigt werden konnte seine bakterizide, antimykotische und virostatische Wirkung.

Reishi – Immunmodulation aus dem fernen Osten

In China wird er schon seit 4.000 Jahren geschätzt, sogar mehr als Ginseng. Der Reishipilz ist einer der ältesten und wirkungsvollsten Heilpilze und wird von den Chinesen „Pilz der Unsterblichkeit“ genannt. Als Speisepilz ist der Reishi anders als zum Beispiel der Shiitake nicht geeignet, da er sehr hart und zäh ist. In Asialäden kann man ihn aber als Tee kaufen.

Der seltsam aussehende Pilz ist wie eine Niere geformt, was bezeigt, dass er gut für das Nieren Qi ist und stärkend wirkt. In China wird er zur Behandlung von Leber und Nierenerkrankungen und zur Behandlung von Krebs verwendet. Allgemein kann man sagen, dass der Reishipilz als Tee oder Dekokt immunmodulativ wirkt und Infektionen und Entzündungen bekämpft.

Er soll antiviral und antibakteriell wirken, das Immunsystem stärken, die Lunge schützen und überschießende Immunreaktionen wie einer Zytokinkaskade und damit Entzündungsprozessen in der Lunge und Ödembildungen entgegenwirken. Zusätzlich kann er die Milz und das Lungengewebe unterstützen, was für die Immunabwehr sehr wichtig ist.

Der Reishi wirkt antientzündlich, da er einen hohen Gehalt an *Triterpenen* hat. Zudem stärkt er die Bronchien, wirkt regenerierend auf die Bronchialschleimhaut, ist schleimlösend und hustenstillend, hat also positive Effekte bei allergischer Bronchitis, Asthma und beugt Lungenentzündungen vor, indem er die Vermehrung der Viren hemmt. Er verbessert die Sauerstoffversorgung der Zellen in der Lunge, wirkt antientzündlich und unterstützt das Immunsystem in seiner Auseinandersetzung mit den Viren durch die Aktvierung der Killerzellen. Sehr gut wirkt er auf den Stoffwechsel, was bei Infekten sehr wichtig ist, er unterstützt die Leber beim Entgiften.

Super ist auch der „Coriolus". Dieser Pilz enthält *Polysaccharid Peptide*, die die Leukozyten, die Lymphozyten und die Aktivität der natürlichen Killerzellen steigern. Es werden mehr Abwehrzellen gebildet. Er entschleimt die oberen Atemwege, also den Nasen – und Rachenraum und schützt die Schleimhäute. Zudem wirkt er antiviral und antibakteriell gegen E. Coli, Staphylokokken, Klebsiellen, Listerien und Toxoplasmose. Der Coriolus unterstützt den Darm, unser größtes Immunorgan.

Ich trinke Reishitee im Herbst in der Grippesaison und komme damit gut durch diese Zeit. Auch gut ist Reishi-Dekokt.

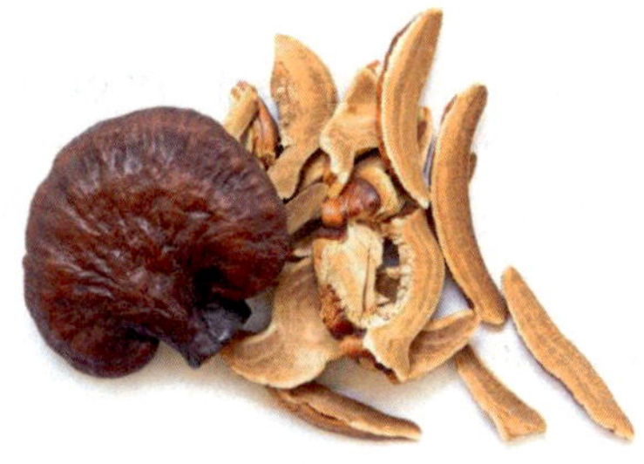

Reishi, hierzulande auch als „Glänzender Lackporling" bekannt, ist eines der ältesten Arzneimittel der Menschheit. Der Heilpilz wächst auf Laubbäumen, vorwiegend Eichen. In der TCM findet der Reihsi Anwendung bei Krebs, Chronischer Hepatitis, Herzkrankheiten oder Gelenkentzündungen. Menschen, die an schweren Krankheiten leiden, verhilft er zu neuer Kraft, weshalb man ihn auch „Pilz des ewigen Lebens" nennt.

Rosenwurz – Rhodiola – Der Wächter der Lunge

Bei Covid-19 kann es zu schweren Sauerstoffmangelzuständen in der Lunge kommen, ausgelöst wahrscheinlich durch exzessive (sehr hohe) AngiotensinII-Spiegel. Dadurch entstehen massive Schäden an der Lunge und den Lymphknoten in der Lunge. Rosenwurz schützt die Zellen vor Sauerstoffmangel und oxidativen Schäden. Die Sauerstoffaufnahme in den Zellen und die Sauerstoffsättigung wird verbessert. [51]

Zudem bekämpft Rosenwurz die Symptome von Stress, wie Erschöpfung und Konzentrationsschwäche, spendet Energie und wirkt stimulierend. Als Adaptogen erhöht es die Stresstoleranz und sorgt für eine langfristige „Anti-Stress“ Wirkung, kräftigt den Körper und schützt so vor Stress. [52]

In der russischen, der chinesischen, und der tibetischen Medizin wird die Rosenwurz traditionell verwendet, um die geistige und körperliche Leistungsfähigkeit zu erhalten. Dazu gehören auch nervöse oder sexuelle Störungen, Erkrankungen des Magen-Darm-Traktes oder Infektionskrankheiten.

Die *Rhodiola Rosea* gilt als adaptogene Heilpflanze. Das heißt, ihre spezifischen Inhaltsstoffe sollen den menschlichen Organismus widerstandsfähiger gegenüber verschiedenen Stressfaktoren machen, indem sie bestimmte physiologische Reaktionen beeinflussen wie die Ausschüttung von Stresshormonen oder die Stimulanz bestimmter Botenstoffe des Gehirns. Am häufigsten wird die Rosenwurz in Kapselform eingenommen.

Cave: Nicht in der Schwangerschaft anwenden.

Salbei – Allheilmittel aus dem Klostergarten

Die Ärzteschule von Salerno im 11. Jahrhundert pries den Salbei mit folgenden Worten an:

„*Warum stirbt denn der Mensch, dem Salbei wächst im Garten?*"

Die Antwort lautete:

„*Gegen den Tod ist noch kein Kraut gewachsen.*"

Salbei ist eine uralte Heilpflanze, die auch als Küchenkraut nicht fehlen darf, man denke nur an „Saltimbocca alla Romana" oder „Gnocchi mit Salbeibutter". In Klostergärten wurde er angepflanzt und galt als Allheilmittel. Allerdings wäre der Salbei nahe dran, da man ihn ob seiner zusammenziehenden und desinfizierenden Wirkung in der Antike und im Mittelalter gegen jede Art von Wunden, Geschwüren und Infektionen einsetzte. Salbei wirkt gut bei Halsschmerzen und ist bei Halsentzündungen aller Art die Pflanze der Wahl.

Die Blätter von echtem Salbei (*Salvia Officinalis*) wirken gegen Mikroorganismen und Viren, sind schweißhemmend, krampflösend und zusammenziehend auf die Schleimhäute. Die wichtigsten Inhaltsstoffe in Salbeiblättern sind ätherisches Öl (*mit den Hauptkomponenten Thujon, 1,8-Cineol und Campher*) und Gerbstoffe.

Der Salbei ist eine meiner Lieblingspflanzen, da er bei mir vor vielen Jahren einen üblen Husten kurierte, obwohl meine Freundin ihn erstmal im Garten vom Schnee befreien musste. Ich trinke bei jedem Anflug von Halskratzen Salbeitee, gurgle damit (*mit ein wenig Salz*) und verwende Salbeitee in meinem Nasenspülkännchen (*mit einem Beutelchen Emser Salz*). Für einen Salbeitee einen Teelöffel getrocknete, zerkleinerte Salbeiblätter mit 200 Milliliter heißem Wasser übergießen und drei Minuten ziehen lassen. Bei einer längeren Ziehzeit würden übermäßig viele Gerbstoffe herausgezogen werden, welche die Schleimhäute angreifen könnten. Er würde auch sehr bitter schmecken. Bei Fieber kann man den Wadenwickel mit Salbeitee tränken, dann schwitzt der Patient nicht mehr so arg und das Fieber wird gesenkt. Man kann Salbeitee auch auf einen Waschlappen geben und sich damit waschen. Hilft gegen Schwitzen und Fieber.

Rezept: „Salbeiwein“ (*von meiner Oma*)

- ca. 100 g getrocknete Salbeiblätter
- 1 Liter guter Rotwein, ich nehme Chianti oder Rioja
- 1 EL Honig

Die Blätter mit dem Wein übergießen, den Honig einrühren und für eine Woche in einem luftdicht verschließbaren Gefäß ziehen lassen. Danach abseihen und jeden Tag ein Stamperl trinken. Rotwein mit einem verquirlten Ei soll ja die Wunderwaffe gegen Erkältungen sein. Ich finde diese Variation allerdings viel leckerer.

Cave: Die Verwendung von Salbei für den Dauergebrauch als Kräutertee wird wegen des Gehalts an Thujon als bedenklich angesehen. Wer einen empfindlichen Magen hat, verträgt die vielen Gerbstoffe beim Salbeitee oft schlecht. Dann kann die Einnahme von Fertigpräparaten wie Salbeidragees oder Lutschbonbons sinnvoller sein.

Bei Überdosierung ist das ätherische Öl durch seinen Gehalt an Thujon giftig. Thujon kann Krämpfe und Vergiftungserscheinungen, gar epileptische Anfälle auslösen. Schwangere und Epileptiker, aber auch Asthmatiker, sollten daher auf Salbei verzichten, vor allem auf das ätherische Öl.
Bei stillenden Frauen hemmt der Salbei die Milchbildung, nur verwenden, wenn man abstillen will oder muss.
Weniger Thujon als der echte Salbei haben der *Salbei Triloba*, der wild in der Türkei wächst, und der spanische *Salbei Lavandulifolia*.

Sanddorn – Vitaminpower pur

Vor vielen Jahren erwischten mich hintereinander mehrere Infekte und ich klagte meinem Freund Erwin aus dem Bioladen meines Vertrauens mein Leid. Seine Antwort war: *„Probiere das Sanddornelixier von Weleda und rühr das in den Joghurt, hat super viel Vitamin C.*“ Gesagt, getan und der Erkältungsspuk war vorbei.

Der Sanddorn ist ohnehin eine sehr spannende Pflanze, ein richtiger Überlebenskünstler, der auf sandigem Boden gedeiht und den Humus für nachfolgende Pflanzen bereitet. Der Sanddorn (*Hippophae Rhamnoides*) ist eine heimische Pflanze, wanderte vermutlich aber erst während der Eiszeiten aus Zentralasien nach Mitteleuropa ein.

Er besiedelte wohl als eines der ersten Gehölze die großflächigen, kahlen Kies- und Schotterflächen, die die Gletscher zurückließen. Weil Sanddorn sehr lichtbedürftig ist und nicht die geringste Beschattung verträgt, wurde er von den neu entstehenden Wäldern aus dem Landesinneren verdrängt und fand schließlich auf den kargen Sanddünen der Küstenregion, in grobsandigen oder kiesigen Flussauen und auf alpinen Schotterflächen an Flussufern seine ökologische Nische.

Der Sanddorn ist also eine sehr vitale und urkräftige Pflanze, deren Früchte sehr viel Vitamin C haben. Dieses Vitamin C tut uns in Grippe - und Coronazeiten sehr gut. Die Früchte kann man ins Müsli geben oder auch als lecker fruchtiges Topping zu Fleischgerichten. Selbst gepflückte Sanddornbeeren kann man gut einfrieren.

Auf der Insel Rügen, auf deren Sanddünen der Sanddorn sehr gut wächst, gibt es viele sehr gute Fruchtaufstriche und Marmeladen aus Sanddorn, die man auch online kaufen kann. Auch Sanddorn-Vitalsaft und Direktsaft aus dem Bioladen ist sehr gut.

Rezept: „Wildfrucht Booster für das Immunsystem“
Dieses Rezept lernte ich auf einer Kräuterwanderung kennen.

- Frische Sanddornfrüchte (ca. eine Handvoll)
- Frische Schlehenfrüchte (ca. eine Handvoll)
- Frische Kornelkirschen (ca. eine Handvoll)
- 250 g braunen Zucker
- 1 Flasche Wodka oder Korn

Die frischen Sanddornbeeren puhlen, putzen und säubern. Die Schlehen und die Kornelkirschen putzen. Die Früchte in eine 0,7 l Flasche stecken. Den Alkohol und den Zucker hinzugeben. Verschließen und das Ganze 6 - 8 Wochen im Fenster stehen lassen und ab und zu mal schütteln, damit sich der Zucker auflöst, dann abseihen und in eine andere Flasche umfüllen. Sanddorn und Schlehen haben sehr viel Vitamin C. Auch Schlehen wirken entzündungshemmend und stärken das Immunsystem, man darf sie erst nach dem ersten Frost ernten und sollte sie vor dem Verarbeiten 2 Tage in die Gefriertruhe legen. Dann sind sie nicht mehr so bitter, sondern schön fruchtig.

Pro Tag ein kleines Stamperl. Natürlich nicht für Kinder, Schwangere und Alkoholkranke.

Cave: Sanddorn hat neben Vitamin C auch viel Vitamin A, deswegen sollten Schwangere vorsichtig sein. Zu viel Vitamin A kann Krämpfe und Fehlgeburten auslösen.

Das Sanddornelixier aus dem Reformhaus schmeckt sehr lecker, die Variation mit Honig ist sehr fein, das pure Elixier ohne Honig ist eine „Herausforderung“.

Shiitake – der „essbare" Vitalpilz

Shiitakepilze kennen Sie sicherlich aus einem gut sortierten Bioladen, ein schmackhafter Speisepilz und so gesund.

Doch warum ist das so?
Shiitake und auch Maitakepilze enthalten die Polysaccharide *Lentinan* und *Betaglukan*. Betaglukan ist ein pflanzlicher Ballaststoff, der in den Zellwänden von Pilzen, aber auch in Haferflocken und Haferkleie vorkommt. Er kann Cholesterine senken und die T – Zellen vor einer Zerstörung durch Viren schützen.

Studien belegen auch, dass der Shiitakepilz antiviral wirkt. Die *Foundation Ortho Knowledge Greenleaves* stellte fest, dass durch den Shiitake Pilz die dendritischen Zellen im Blut anteigen. Dadurch können fremde Strukturen und entartete Zellen besser erkannt und zerstört werden. [53] Es gibt den „Halswohltee", der den Shiitakepilz mit Kräutern kombiniert. Er enthält Shiitakeextrakt, Zitronenschalen, Salbeiblätter, Holunderblüten, Kamillenblüten und Lavendelblüten. Ich habe mit diesem Tee gute Erfahrungen gemacht, als ich 2018 sehr erkältet aus Kambodscha zurückgekehrt bin.

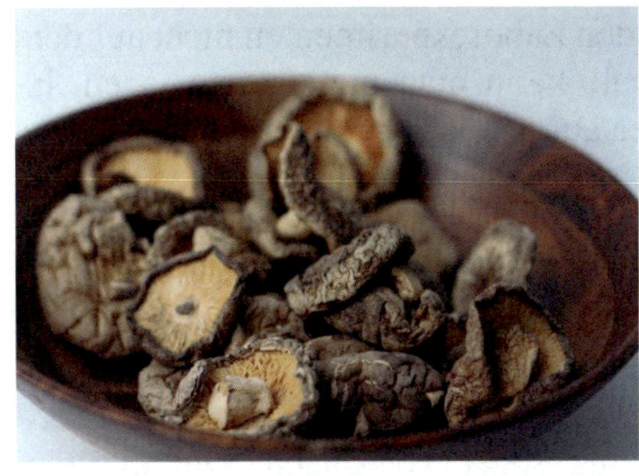

Die pharmakologisch wirksamen Inhaltsstoffe des Shiitake wurden durch wissenschaftliche Studien belegt. In China und Japan kommt dieser Pilz als medizinische Speise bei zahlreichen Leiden wie Magenleiden, Tumoren, Entzündungen oder Kopfschmerzen zur Anwendung.

Sonnenhut - Echinacea - Immunkraft

Wir kennen den Sonnenhut als eine Heilpflanze, die am meisten durch die immunstärkenden Tinkturen bekannt wurde, die man aus ihr herstellen kann. Nahrungsergänzungsmittel mit Echinacea werden im Bioladen, Reformhaus oder der Apotheke verkauft. Es gibt ihn als naturreinen Pflanzensaft von Schonenberger, als Echinacea Lösung von Stada oder als Lutschtabletten, die Echinacea und Propolis beinhalten.

Man sagt der Echinaceapflanze nach, dass sie das Immunsystem stärken soll. Andere Quellen behaupten, dass Erkältungen milder verlaufen, wenn der Erkrankte Echinacea einnimmt. Die Infektanfälligkeit soll gesenkt werden. Gut, wenn Infekte immer wieder kommen und man sehr anfällig ist.

In Laborversuchen bekämpft Sonnenhut Viren, Pilze und Bakterien. Er regt Immunzellen auf vielfältige Weise an und greift regulierend in Botenstoffe des Immunsystems ein. Auch antientzündliche Effekte ließen sich nachweisen. Welche Inhaltsstoffe für die Wirkungen verantwortlich sind, ist unklar. Vermutlich ist es ein Zusammenspiel verschiedenster Substanzen. Bislang konnten Forscher die Ergebnisse aus den Laborexperimenten nicht auf den Menschen übertragen. Deshalb kann man nicht genau sagen, in welcher Weise sich Echinacea auf unser Immunsystem auswirkt.

Dennoch legen Studien einen positiven Effekt von Echinacea auf den Verlauf einer Erkältung nahe. Wer Zubereitungen der Heilpflanze gleich bei den ersten Anzeichen eines grippalen Infekts einnimmt, bei dem sind die typischen Beschwerden tendenziell milder und der Infekt verschwindet schneller wieder. Möglicherweise lässt sich der Erkältung sogar vorbeugen. Die meisten Studien wurden mit dem ausgepressten Saft des ganzen Krauts von *Echinacea Purpurea* gemacht. Deshalb liegen hierzu auch die meisten Erkenntnisse vor. Zum schmalblättrigen und blassen

Sonnenhut gibt es bislang keine aussagekräftigen Untersuchungen, weshalb deren Anwendung bei einer Erkältung und Infekten als „traditionell“ und nicht als „medizinisch anerkannt“ gilt. Wer Echinacea gegen Erkältungsbeschwerden einnehmen möchte – ob in Form von Tropfen, Saft oder Tabletten – sollte damit gleich bei den ersten Anzeichen einer Erkältung beginnen. Echinacea soll das Eindringen der Viren in die Zellen verhindern und den Schutzmechanismus der Schleimhäute stärken. Sonnenhutpräparate sollten Sie nicht länger als zehn Tage anwenden. [54-55]

Cave: Wer auf Korbblütler allergisch reagiert, sollte Sonnenhut nicht anwenden. Es kann zu allergischen Reaktionen kommen, die auch schwerwiegend verlaufen können. Menschen, die eine Autoimmunkrankheit haben, sollten Echinacea sicherheitshalber nicht einnehmen, da noch zu wenig über die potenziellen Effekte auf das Immunsystem bekannt ist. Also auch bei Corona eventuell bedenklich, da es auch da zu Überreaktionen des Immunsystems kommen kann.
Nicht bei schweren Systemerkrankungen wie einer TBC oder HIV und Autoimmunerkrankungen wie MS, Rheuma oder Kollagenosen, Lupus erythematodes und nicht länger als maximal 10 Tage am Stück einnehmen, da sich das Immunsystem sonst an den „Hilfsmotor“ gewöhnt und nicht mehr so gut alleine arbeitet, also „faul“ wird. Zu hoch dosiert kann es zu Schüttelfrost, Fieber, Übelkeit und Erbrechen kommen.

Eine Zeitlang hatte man Echinacea für Schwangerschaftsabgänge im Verdacht. Hier und bei Diabetes die Einnahme mit dem Arzt besprechen.

Spitzwegerich – Hustenheiler aus dem Garten

Der Spitzwegerich (*Plantago Lanceolata*), witzigerweise auch „Lungenblattl“ genannt, ist eine Pflanzenart, die zur Familie der Wegerichgewächse (*Plantaginaceae*) gehören. Die Wegeriche wachsen allesamt auf Feldern und Wiesen, auf Feldrändern und auch in unseren Gärten.

Bekannt ist aus der Familie der Wegeriche auch der *Breitwegerich*, der gut gegen Insektenstiche hilft, wenn man das Blatt zwischen den Fingern zerreibt und dann damit den Stich betupft. Der Breitwegerich enthält aber auch Schleimstoffe und Gerbstoffe und ist antiviral wirksam. Deswegen kann man Breitwegerichtee unter anderem bei Husten und Halsschmerzen trinken. In Mangelzeiten nach den beiden Weltkriegen und während der Weltwirtschaftskrise war Salat aus wildwachsendem Spitzwegerich ein beliebter Ersatz für unerschwingliches oder nicht erhältliches Grünzeug, wie meine Oma immer betonte. Auch Breitwegerich kann man wunderbar als Salat zubereiten. Ernten und sammeln kann man ihn am besten von Anfang April bis Ende August.

Spitzwegerich ist reizmildernd und leicht hustenlösend. Man kann ihn bei Halsschmerzen und Husten einsetzen. Die Wirksamkeit der Pflanze ist hier sowohl durch die einhüllende Wirkung der Schleimstoffe als auch durch die zusammenziehende Wirkung der Gerbstoffe begründet. Dadurch wirkt der Spitzwegerich entzündungshemmend, wundheilungsfördernd und schleimhautregenerativ. Eine gesunde Schleimhaut ist auch eine gute Abwehr gegen Bakterien und Viren.

Cave: Bei Einnahme von Produkten, die Spitzwegerichkraut enthalten, können Durchfall und allergische Reaktionen der Haut auftreten.

Rezept Spitzwegerichtee

Spitzwegerich findet man fast überall. Sammeln sollten Sie ihn aber nicht an stark befahrenen Verkehrswegen, da dieser sonst viele Schadstoffe enthalten kann. Dasselbe gilt für Felder und Industriegebiete. Die ideale Zeit für die Ernte ist im Frühjahr kurz vor der Blüte. Am besten ist es, Sie verarbeiten die Blätter frisch. Aber sie können auch getrocknet und somit länger haltbar gemacht werden. Hängen Sie dazu einen Bund frischer Blätter kopfüber an einen warmen und schattigen Ort. Sobald die Blätter trocken sind, werden selbige in ein luftdichtes, trockenes Gefäß gefüllt und an einem kühlen, trockenen Ort aufbewahrt.

- Geben Sie 1-2 TL Blätter in eine Tasse.
- Übergießen Sie diese mit 250 ml kochendem Wasser.
- Zehn Minuten ziehen lassen und anschließend die Blätter abseihen. Gegebenenfalls den abgekühlten Tee mit etwas Honig nachsüßen.

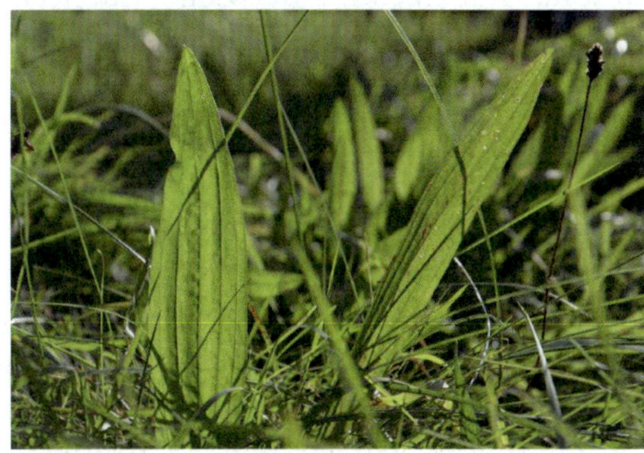

Spitzwegerich war bereits bei den alten Griechen ein beliebtes Heilmittel. Zerrieben lindert er Hautreizungen, als Tee bekämpft er Bronchitis, Entzündungen von Mund und Rachenschleimhaut oder Atemwegsinfekte.

Süßholzwurzel – Hustenmittel und Zytokinhemmer

Wissenschaftler sprechen der Süßholzwurzel zahlreiche Wirkungen zu: Bestimmte Inhaltsstoffe regen die Bronchialschleimhaut dazu an, mehr dünnflüssiges Sekret zu bilden. Dadurch lässt sich zäher Schleim leichter abhusten, was bei einer Erkältung helfen kann. Süßholzwurzel wirkt nicht nur schleimlösend und auswurffördernd, sondern schützt auch die Schleimhäute.

Andere Wirkstoffe besitzen antientzündliche Effekte. Es gibt zudem erste Hinweise, dass Zubereitungen aus Süßholz gegen Herpesviren angehen. Dr. Stephen Buhner bestätigt in seinem Buch die starke antivirale Wirkung der Süßholzwurzel, aber auch eine gewisse Wirksamkeit auf Bakterien wie *Staphylokokken.* Süßholz senkt laut Buhner auch die Erkrankung und die Sterblichkeit an einer Grippe bei infizierten Mäusen. [56]
Süßholz wirkt auch antiviral gegen Coronaviren und gegen einige Bakterienarten, verbessert die Immunabwehr und ist ein potenter Synergist. Das Coronavirus senkt Interferon in der Zelle, Süßholz stimuliert die „Typ 1-Interferonproduktion" und verlangsamt oder beendet das Eindringen des Virus in die Zellmembran. Der Grad der Wirkung ist dosisabhängig. [57]

Auch die deutsche Apothekerzeitung erwähnt die Süßholzwurzel als hilfreich bei Covid-19. In jüngster Zeit gab es mehrere Artikel, die sich mit der Wirkung von *Glycyrrhizin* (dem Hauptwirkstoff der Süßholzwurzel) gegen SARS-CoV-2 beschäftigten. Glycyrrhizin, das in der Süßholzwurzel und einigen anderen Pflanzen vorkommt und den geschmacklichen Anteil in Lakritze darstellt, ist zweifelsohne ein pflanzlicher Wirkstoff mit pharmakologischer Wirkung.
Es existieren eine Reihe von gesicherten wissenschaftlichen Erkenntnissen. Glycyrrhizin erhöht den Cortisolspiegel und wirkt damit unter anderem entzündungshemmend. Süßholzwurzel wirkt auf das Immunsystem und ist ein probates Hustenmittel und Schleimlöser, wirkt antiviral und antibakteriell.

Sie soll auf das Enzym ACE2 wirken, das in vielen Geweben vorkommt und eine Eintrittsstelle für den Virus sein kann. Leider gibt es im Zusammenhang mit Glycyrrhizin und COVID-19 bislang keine veröffentlichten Forschungsergebnisse, die klassisch wissenschaftlich evident eine antivirale Wirkung belegen könnten. Süßholzwurzel ist in den meisten Yogitees enthalten, aber auch in vielen Erkältungs- und Hustentees. Es gibt aber auch alkoholisches Süßholzextrakt. Laut Buhner soll man Süßholztee nicht pur trinken, da es sonst zu Nebenwirkungen wie einem *Pseudoaldosteronismus* kommen kann, deswegen immer in einer Teemischung konsumieren und Supplemente einnehmen wie zum Beispiel Kalium. Informieren Sie sich in Ihrer Apotheke oder im Reformhaus. Süßholz (*Glycyrrhiza Glabra*) ist eine Staude, die eine Höhe von bis zu zwei Metern erreichen kann. Die Pflanze besitzt eine gelbe, holzige Wurzel, die ausgedehnte unterirdische Ausläufer bildet. Die Blätter sind mit klebrigen Drüsenhaaren besetzt. Süßholz blüht von Juni bis Juli und ist im Mittelmeergebiet sowie in Westasien heimisch. Wird auch im Ayurveda gerne verwendet, bei meinen Ayurveda Kuren gibt es auch immer Süßholztee.

Cave: Zu viel purer und zu lange getrunkener Süßholztee kann starke Nebenwirkungen wie einen Pseudoaldosteronismus haben. Es kann es zu Verschiebungen im Elektrolythaushalt kommen und der Natriumspiegel im Blut kann steigen und der Kaliumspiegel fallen. Folgen können Ödeme, ein sehr hoher Blutdruck, Kaliumverlust und Abbau von Muskeleiweiß sein. Bei Kaliummangel und Bluthochdruck, aber auch bei Nierenproblemen und Lebererkrankungen bitte keine Süßholzwurzel verwenden.

Meine Mutter und auch ich reagieren selbst auf Süßholz in Yogi Tees bei mehreren Tassen täglich mit hohem Blutdruck.Vorsicht bei hohem Blutdruck, Hypokaliämie, einer Schwangerschaft oder bei Männern mit wenig Testosteron. Süßholz wirkt östrogenisierend und es kann sich eine Brust entwickeln. Auch nicht zusammen mit Kortison, Herzglykosiden (*Digitalis Glykosiden*) oder Diuretika einnehmen. [56]

Taigawurzel – Kraftspender fürs Immunsystem

Die Taigawurzel (*Eleutherococcus*) wächst, wie der Name schon erahnen lässt, in der sibirischen Taiga, daher auch der Name „sibirischer Ginseng", denn ein ähnlicher Kraftspender ist auch die Taigawurzel. Sie wirkt stärkend, allgemein tonisierend, immunstimulierend und verbessert die Stressresilienz. Die Lymphozyten vermehren sich und das Immunsystem wird kräftiger. Man fühlt sich einfach wohler, wenn man Präparate aus der Taigawurzel zu sich nimmt. Patienten, die sehr schnell gestresst sind, bestätigen das. Positiv ist zudem, dass die Taigawurzel viel günstiger als Ginseng ist.

Eine russische Freundin von mir nennt sie „Zauberwurzel" und erzählte mir, dass russische Wissenschaftler in der Mitte des 20. Jahrhunderts die Taigawurzel als günstige Alternative zu Ginseng entdeckten. Sie nimmt sie seit vielen Jahren, da diese laut ihr eine enorm immunstimulierende Wirkung hat und sie ganz selten krank werden lässt. Klingt plausibel, denn bei einer regelmäßigen Einnahme der Taigawurzel können sich die T-Helferzellen und die Killerzellen vermehren, wodurch man Erkältungen besser abwehren kann.

Hilft auch gut, um nach Infekten wieder auf die Füße zu kommen. Selbst die russischen Astronauten und Sportler nutzten die Taigawurzel zur Leistungssteigerung. [58]

Gute Taigawurzel Präparate

- Eleu Curiana Tropfen
- Taigawurzel Kapseln von Diamant Natur
- Sibirischer Ginseng Extrakt von Evitashop
- Taigawurzel von Herbathek

Ähnlich wie die Taigawurzel wirken auch Ginseng, echte Engelwurz, chinesische Engelwurz, Ashwagandha und die Rosenwurz. Allesamt sind sie adaptogene Pflanzen und helfen dem Menschen, Stress besser zu adaptieren und wirken vitalisierend und kräftigend.

Cave: Alles, was tonisierend wirkt und vitaler macht, kann den Blutdruck erhöhen, so auch die Taigawurzel. Hier bitte Obacht geben und den Blutdruck engmaschig kontrollieren. Bei Ashwagandha, Ginseng, Rosenwurz und Taigawurzel bietet es sich an, auf Kaffee zu verzichten, wenn man zum Beispiel auf Kaffee mit hohem Blutdruck reagiert. Nicht in der Schwangerschaft einnehmen.

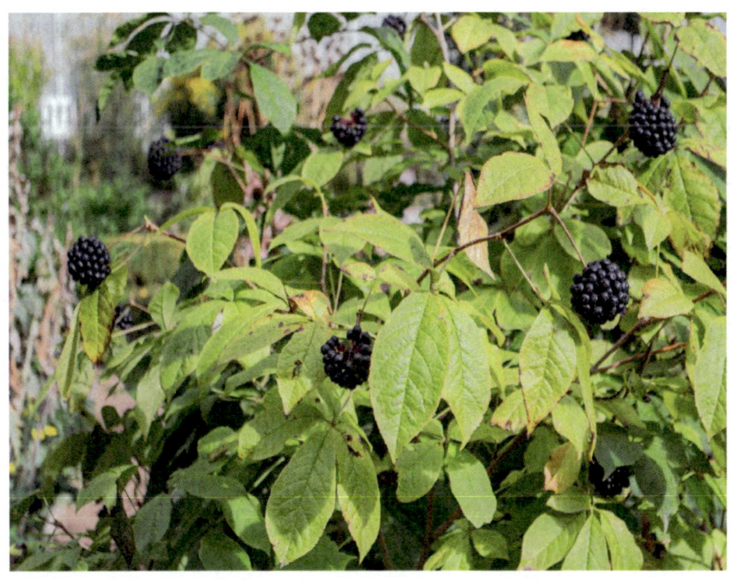

Die WHO führt Eleutherococcus in ihrer Monografie über ausgewählte Arzneipflanzen als anerkannte Heilpflanze der traditionellen Medizin. Überlieferungen zufolge wird die Taigawurzel in der TCM bereits seit 5000 Jahren genutzt.

Teebaum – Allzweckwaffe gegen Keime

Teebaumöl ist ein Tausendsassa gegen alle möglichen Keime, wie alle Myrtengewächse, deren „Oberhaupt" er ist. Sein botanischer Name lautet *Melaleuca Alternifolia* und er wächst in Australien und nur er liefert auch das echte Teebaumöl; welches hautfreundlich ist, eine starke keimtötende Wirkung hat und gut desinfizierend wirkt gegen Bakterien, Pilze und Viren. Im Gegensatz zu alkoholischen Lösungen wird es von der Haut gut vertragen.

Ich habe es schon Schwangeren bei hartnäckigen Scheidenpilzen als Tampon (*2 Tropfen Teebaum und 3 Tropfen Lavendel in Biojoghurt einrühren*) empfohlen und hatte guten Erfolg damit. Über Nacht den Tampon in der Scheide lassen und ihn am nächsten Morgen entsorgen.

In der Coronakrise gebe ich immer etwas Teebaumöl in meine Duftlampe, um die Raumluft zu desinfizieren und muss keine Rücksicht nehmen, ob jemand homöopathische Mittel nimmt wie bei Kampfer oder Eukalyptus. Ich gebe auch immer ein paar Tropfen Teebaumöl in das herkömmliche Desinfektionsmittel.
Teebaum eignet sich auch gut zum Inhalieren, wenn man Eukalyptus oder Kampfer umgehen möchte. Einfach ein paar Tropfen in das Kamillenkopfdampfbad oder das Inhaliergerät geben.

Rezept: „Gurgelwasser" (*von meiner Oma*)

1 Tasse Kamillentee, 2 Tropfen Teebaumöl, etwas Apfelessig (*sehr gut gegen Pilze und Bakterien und total lecker*)
Kamillentee kochen, abkühlen lassen, den Teebaum und den Apfelessig dazugeben. Nach Bedarf mehrfach täglich gurgeln.

Es gibt Fertigprodukte aus Teebaumöl zum Desinfizieren: Pflegende Handhygiene z.B. als Spray, sehr gut und toll für die angegriffenen Hände.

Rezept: „Flächendesinfektionsmittel"

10 Tropfen Teebaumöl und 5 Tropfen Lavendelöl (*beide sehr desinfizierend*) auf zwei Tassen heißes Wasser geben, dazu eine halbe Tasse Essig (*hier reicht die normale Essigessenz, Apfelessig wäre zu teuer*).
Das Ergebnis: Ein desinfizierend wirkender Allesreiniger.

Rezept: „Variante mit Alkohol"

- 50 ml Ethanol 96-99% z.B. Bio-Ethanol
- 50 ml Aloe Vera Gel
- 10 Tropfen ätherische Öle (z.B. Teebaum Lavendel, Rose)

Die Zutaten mischen und in eine geeignete Flasche abfüllen.

Rezept: „Desinfektionsspray" – (damit sprüh ich meine Treppengeländer ein.)

- 700 ml Ethanol 70% oder 600 ml Bio-Ethanol (Baumarkt)
- 70 ml destilliertes oder abgekochtes Wasser
- 20 - 30 Tropfen naturreine ätherische Öle mit antiviraler Wirkung (z.B. Eukalyptus, Teebaum, Lavendel, Cajeput, Niaouli, Myrte, Rose oder Zitrone).

Hier noch einmal das Wichtigste in Kürze:

Das Wichtigste bei der Zubereitung eines Desinfektionsmittels ist immer die Hygiene. Die Sprühflaschen und die Mischflasche bei Ethanol sollten möglichst steril sein.
80 ml Alkohol (Ethanol) entnehmen und mit 10 ml Wasser und 4-5 Tropfen des ätherischen Öls in die Sprayflasche geben.
Flaschen schütteln und gegebenenfalls weitere benötigte Sprühflaschen abfüllen.

Das war jetzt alles für die Fläche und nur bedingt für die Händedesinfektion, denn die Hände vieler Menschen trocknen durch das ständige Desinfizieren oft sehr aus, was Infektionen begünstigt. Hier habe ich ein ganz tolles Desinfektionsmittel kreiert, was mir guttut.

Rezept: „Händedesinfektionsmittel“

- 30 ml hochprozentigen Alkohol – ich nehme Melissengeist, der an und für sich schon Viren abtötet.
- 30 ml abgekochtes Wasser – gut abkühlen lassen.
- 2 Tropfen Teebaumöl, 3 Tropfen Thymian, 2 Tropfen Zitrone, die auch super gegen Keime wirken.
- 1 TL Aloe-Vera-Gel – schützt die Hände vor Austrocknung und wirkt pflegend.
- 1 TL Weizenkeimöl – gutes Vitamin E - wirkt hautpflegend und bewirkt, dass das Gel länger hält.
- Sauberes Gefäß zur Aufbewahrung – zum Beispiel eine leere Kosmetik-Sprühflasche.

Das Wasser, den Alkohol, das Aloe-Vera-Gel und das Weizenkeimöl miteinander vermischen und in die Sprühflasche füllen. Ätherische Öle dazu tropfen. Flasche verschließen und einmal gründlich schütteln.

Cave: Normalerweise wird Teebaum gut vertragen, beim Flächendesinfizieren aber Handschuhe anziehen, wenn man nicht weiß, wie man auf das Teebaumöl reagiert. Soll nicht in die Augen geraten, wichtig beim Sprühen. Nicht konzentriert verwenden, sondern immer verdünnen. In der Schwangerschaft vorsichtig verwenden, ebenso bei Babys und kleinen Kindern, nicht ins Gesicht. Hunde und vor allem Katzen können sich vergiften, wenn sie das Öl ablecken. Deswegen das Öl immer gut verschließen. Es würde sonst ohnehin oxidieren und damit hautreizend werden.

Thuja – die Grippeprophylaxe

Die Thuja kennen wir ja als unsere Heckenpflanze. Die Thujenhecke gehört zu den Zypressen und wird mehr als 20 Meter hoch, perfekt, um sich dahinter zu verschanzen.
Die Thujenhecke an und für sich sollte man in Ruhe lassen, da das *Thujon*, der Hauptinhaltsstoff, toxisch ist und heftige Vergiftungserscheinungen verursachen kann, die mitunter tödlich enden.
Für unser Immunsystem ist die „Thuja“ aber in ihrer homöopathischen Form gut, zum Beispiel als Mittel gegen Warzen, die ja oft von Viren ausgelöst werden. Die Inhaltsstoffe der Thuja sind antiviral und immunstimulierend. Sehr bekannt ist das Mittel *Esberitox*, das man als Grippeprophylaxe einnehmen kann und mit dem man Erkältungen verkürzen kann. Besteht aus Thuja und Echinacea. Hier wird die antivirale Wirkweise von Thuja genutzt. Sehr empfehlenswert.

Cave: Die ätherischen Öle der Thuja lösen bei Berührung allergische Reaktionen wie Rötungen und starke Hautreizungen aus. Der Hauptbestandteil Thujon, ein Nervengift, verursacht beim Verschlucken Schwindel, Brechreiz, epileptische Krämpfe, Halluzinationen und Wahnvorstellungen. Nicht in der Schwangerschaft verwenden.

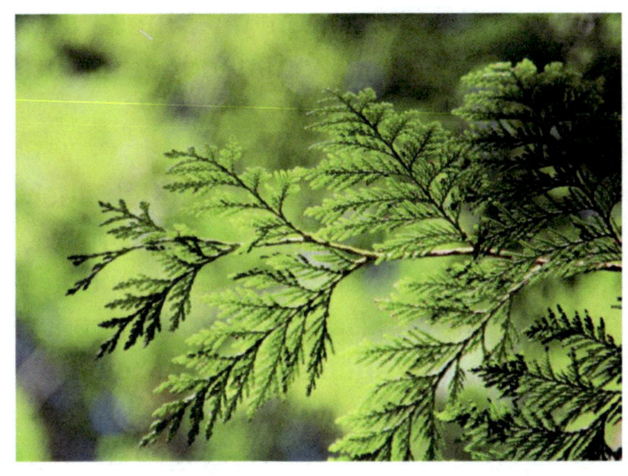

In der Naturheilkunde wird Thuja zur Behandlung von Warzen angewandt. In der griechischen Mythologie wurde er als Trauerbaum verehrt, in Frauenklöstern als Mittel zur Abtreibung verwendet. In schamanischen Ritualen ist Thuja ein wichtiges Räucherwerksbestandteil.

Thymian – Allheiler für die Bronchien

Bei Yoga Vidya gibt es heute Thymiantee zu trinken.
Mein erster Schluck – brrh, mein zweiter Schluck – ebenfalls brrh – dann erinnerte ich mich daran, dass meine Oma uns als Kinder mit selbst gemachtem Thymianbalsam vom Husten erlöste.
Ich habe das Rezept von ihr bekommen, nachdem es mir bei einem Keuchhusten wirklich sehr gut geholfen hat. Mit diesem Gedanken daran trinke ich die Tasse Thymiantee schon viel lieber aus.

Thymian kennt wahrscheinlich jeder aus der italienischen Küche. Thymian- (und Rosmarin) Kartoffeln zu Fleisch und Fisch und natürlich als klassisches Pizzagewürz. Man trifft ihn auch in unseren Gärten an, er lässt sich prima anpflanzen und riecht aromatisch würzig mit einer leichten Schärfe.

Thymian wirkt stärkend, fördert die Durchblutung, löst den Schleim bei Husten, wirkt entkrampfend und auswurffördernd auf die Bronchien. Super bei Husten und Bronchitis, hat bei mir wie oben beschrieben sogar bei Keuchhusten unterstützend neben dem Antibiotikum geholfen und die wirklich widerlichen Hustenanfälle gelindert. Wirkt sehr antiseptisch gegen Bakterien und Viren, ich gebe es deswegen auch mit dem Teebaumöl in meine Desinfektionsmittel. Fungiert bei Entzündungen im Mund- und Rachenbereich desinfizierend, entzündungshemmend und hilft gegen Bakterien und Viren.

Bekannt ist der Thymian vielen „Mamas" wahrscheinlich auch aus den Werken der Allgäuer Hebamme Ingeborg Stadelmann, die ihre Thymianpräparate, erhältlich in der Bahnhofsapotheke Kempten aber auch online, für die Behandlung hustender Kinder empfiehlt. Zum Beispiel als „Thymian-Myrte-Balsam" für Säuglinge und Kinder (*bei Kindern unter 6 Monaten sehr vorsichtig dosieren*). Ich benutze auch gerne das „Thymian-Angelika-Öl", wenn es draußen unangenehm kalt ist.

Thymiantee kann man pur trinken oder damit inhalieren (so wie das Kamillenkopfdampfbad). Er ist aber auch in vielen Erkältungstees in der Kombination mit anderen guten Kräutern enthalten („Hildegards Hustentee“ zum Beispiel). Thymianfertigpräparate sind Lutschtabletten wie *Bronchipret* oder *Bronchicum.* Thymian kann man bei Bronchitiden gut in die Duftlampe geben, lindert Husten und erleichtert das Abhusten. Super sind auch Kopfdampfbäder mit Thymiantee.
Ich reibe meine Patienten gerne mit einer „Thymianeinreibung“ ein. Dazu gebe ich etwas Thymianöl (ca.2 Tropfen) in meine Hand, in der sich etwas Massageöl befindet.

Rezept: „Thymian Balsam“ (*nach Oma Rosl*)

- 50 g Butterschmalz
- 5 Tropfen ätherisches Thymianöl
- Etwas Bienenwachs
- Teesieb zum Abseihen der fertigen Salbe
- Salbentiegel zur Aufbewahrung

Butterschmalz in ein hitzebeständiges Schraubglas geben. Das Glas in einem kleinen Topf im Wasserbad bei geringer Hitze langsam erwärmen. Das ätherische Thymianöl und das Bienenwachs hinzugeben. Das Glas aus dem Wasser nehmen und auf Zimmertemperatur abkühlen lassen. Ein paar Tage ziehen lassen. Das Glas erneut bei geringer Temperatur im Wasserbad erwärmen, bis das Fett flüssig ist.

Das Gemisch durch einen Filter oder ein Tuch abseihen und in einen sterilen Tiegel füllen.
Im Kühlschrank lagern.
Den Balm morgens, mittags und abends einmassieren, erleichtert das Abhusten und wirkt schleim- und krampflösend. Man ist nicht mehr so hustengeplagt und kann besser schlafen, was die Genesung unterstützt.

Rezept: „Hustensaft“ (*nach meiner Oma*)

- 50 g frischen Thymian und 30 g Salbei (aus dem Garten oder vom Bioladen)
- 1 Zitrone
- 150 g Honig
- 200 ml Wasser

Die Kräuter zerkleinern und mit dem Wasser in einen Topf geben, kurz aufkochen und abgedeckt für mindestens 30 Minuten ziehen lassen. Den Sud durch ein feines Sieb geben und in einem sauberen Gefäß auffangen. Den Kräutersud abkühlen lassen, bis er lauwarm ist. Dann den Honig und den Saft der Zitrone dazugeben und verrühren, anschließend in sterile Flaschen abfüllen und in den Kühlschrank stellen. Kühl und dunkel gelagert hält er sich gut. Bei Halsschmerzen oder Husten über den Tag verteilt jeweils einen Teelöffel Hustensaft einnehmen. Dieser Hustensaft ist für Kinder ab ca. 5 Jahren geeignet, hilft sehr gut und natürlich, ohne Chemie und Alkohol.

Cave: Thymianöl reizt die Haut, deswegen mit Augenmaß dosieren. Nicht in der Schwangerschaft (kann Wehen auslösen) und bei Epilepsie anwenden. Das ätherische Öl ist auch bei Babys und Kleinkindern nicht geeignet. Erst ab ca. 5 Jahren.

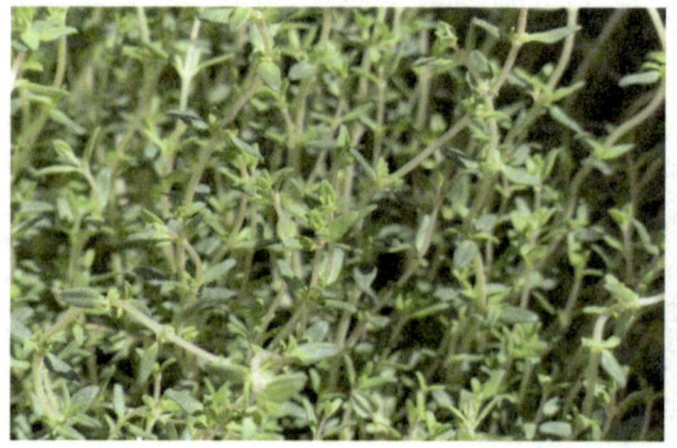

Ärzte des Mittelalters und der frühen Neuzeit füllten ihre „Pestmasken“ mit Thymian und anderen Kräutern, um sich vor einer Ansteckung mit der Seuche zu schützen. Thymian war damals also auch eine probate „Pestmedizin“.

Trikatu - Ayurvedische Erkrältungsarznei

„Tri" bedeutet auf Sanskrit, der Gelehrtensprache der indischen Veden, „drei" und „katu" sind die „Scharfen". Diese Ayurveda-Gewürzmischung besitzt folglich drei Bestandteile, die alle dem Geschmack „scharf" zugeordnet werden. Es ist eine sanfte, aber gleichzeitig durchdringende Schärfe, die erwärmt und die Durchblutung anregt. Die „drei Scharfen" sind: langer Pfeffer (*Pippali, Piper longum*), Ingwer (*Shunthi, Ziniber Officinale*) und schwarzer Pfeffer (*Piper Nigrum*).

Trikatu ist weitaus mehr als jedes der drei Einzelgewürze, die Kombination potenziert die Wirkung der einzelnen Zutaten. Die Schärfe wirkt trocknend, erhitzend und leicht machend. Perfekt für Verschleimungen (*Kapha Dosha im Ayurveda*) und Kälte (*Vata Dosha*). Das Feuerelement im Körper (*Pitta Dosha im Ayurveda*) wird hingegen erhöht, weswegen Pitta Menschen mit viel Feuer und Symptomen wie Fieber oder einer Entzündung mit Trikatu vorsichtig sein müssen.
Trikatu gilt nämlich als ein Mittel zur Steigerung des Feuerelements „Agni" im Körper. Schlackenstoffe „Ama", die auf ein hohes Kapha Dosha hinweisen und sich durch eine belegte Zunge oder Verschleimungsgeschichten äußern können, werden durch Trikatu verbrannt und ausgetrocknet. Dies putzt auch die „Srotas", die Energiekanäle im Körper, durch.

Ich bestelle Trikatupulver immer bei der *Seva Akademie* in München und rühre einen Teelöffel in einen Esslöffel Ghee (Butterschmalz) oder Kokosfett und nehme die Mischung ein, da ich ein recht hohes Kapha Dosha habe und deswegen oft verschleimt bin.

Einfacher zu handhaben sind Presslinge und Kapseln.

Cave: Nicht in der Schwangerschaft. Zu scharf.

Umckaloabo – Afrikas Hustenheiler

Die sogenannte *Kapland-Pelargonie* oder *afrikanische Geranie* kennen Sie bestimmt unter dem Markennamen „Umckaloabo.“ Der Auszug aus den Wurzeln der Pflanze wird als Erkältungs- und Grippemedizin verwendet. Leider fehlen noch Beweise, ob Umckaloabo wirklich der große Star gegen Husten ist, aber da er aus der Familie der Storchenschnabelgewächse kommt, die allesamt antiviral sind, könnte er meiner Meinung nach einen gewissen Nutzen haben.

Eine Überprüfung klinischer Studien im Jahr 2013 von Cochrane fand vorläufige Beweise für den Nutzen von Pelargonium Sidoides-Wurzelextrakt für die Symptome der akuten Bronchitis, Erkältung und akuten Schnupfen oder Sinusitis. Die Qualität der Beweise war jedoch gering bis sehr gering. [59]
Die Deutsche Apotheker Zeitung sieht den Umckaloabo allerdings sehr viel positiver. Untersuchungen konnten demnach eine direkte antibakterielle Wirkung finden. Der südafrikanische Wurzelextrakt hemmt die Vermehrung verschiedener grampositiver und gramnegativer Bakterien wie beispielsweise Staphylokokken, Streptokokken, E. coli oder Haemophilus influenzae.

Umckaloabo greift nämlich in die Infektionsstrategie der Bakterien ein. Der Extrakt verhindert ein Anheften von Bakterien an Schleimhautzellen, womit der erste Schritt im Entzündungsgeschehen abgewehrt wird. Weitere Untersuchungen klären derzeit, ob sich die Vermutung bestätigt, dass Umckaloabo das Eindringen der Erreger in die Tiefe des Gewebes und in die Zellen selbst verhindert. Sind Erreger nämlich in die Schleimhautzellen eingedrungen, dann verbessert Umckaloabo signifikant die Phagozytose durch Aktivierung der Makrophagen. Heißt ganz simpel: Die Krankheitserreger werden gefressen und eliminiert.

Außerdem besitzt Umckaloabo ausgeprägte immunmodulatorische Effekte, welche insbesondere viralen Infektionen entgegenwirken. Darüber hinaus verstärkt Umckaloabo körpereigene Mechanismen zur Virusbekämpfung. So steigert der Extrakt die Produktion von *Interferon G*, einem zentralen Botenstoff der körpereigenen Virusabwehr. Weiterhin aktiviert der Extrakt natürliche Killerzellen, welche Viren (Influenza, Parainfluenza, Adenoviren, Coronaviren z.B.) abtöten. Dabei kommt es nicht zu einer fortwährenden Steigerung der Immunabwehr, sondern nur dann, wenn Viren tatsächlich angreifen. Dies ist besonders bei eventuell überschießenden Reaktionen im Rahmen einer Grippe oder einer Covid-19 Erkrankung absolut sinnmachend und wichtig. Ganz profan ist der schleimlösende Effekt des Extraktes. Er verstärkt die Aktivität der Flimmerhärchen. Dadurch kann der Schleim besser abgehustet werden, die Symptome lindern sich und der Infekt kann besser bekämpft werden und abheilen. [60]
Fakt ist, dass viele meiner Patienten mit Umckaloabo gut zurechtkommen und es Ihnen bei Husten oder einer Bronchitis guttut.
Gibt es als Tropfen, Filmtabletten oder Saft für Kinder ab 6 Jahre. (www.umckaloabo.de). In jeder Apotheke erhältlich.

Cave: Kann zu Juckreiz und Hautausschlag, aber auch Bauchschmerzen und Durchfall führen. Der Verdacht, dass Umckaloabo die Leber schädigen würde, hat sich nicht bestätigt. Im Sommer 2011 warnte die Arzneimittelkommission der Deutschen Apotheker nämlich vor dem rezeptfrei erhältlichen Medikament *Umckaloabo*, die Einnahme könnte zu Leberschäden führen. Eine Studie aus dem Jahr 2015 zeigte jedoch, dass sich dieser Verdacht nicht halten lässt. Die Patienten mit erhöhten Leberwerten hatten nämlich Vorerkrankungen an der Leber wie eine Hepatitis. Für Schwangere und Stillende gibt es keine sichere Datenlage, weshalb von einer Einnahme abgeraten werden muss. Dies gilt auch bei Blutgerinnungsstörungen, Leber- und Nierenerkrankungen. Umckaloabo sollte zu Beginn einer Bronchitis eingenommen werden.

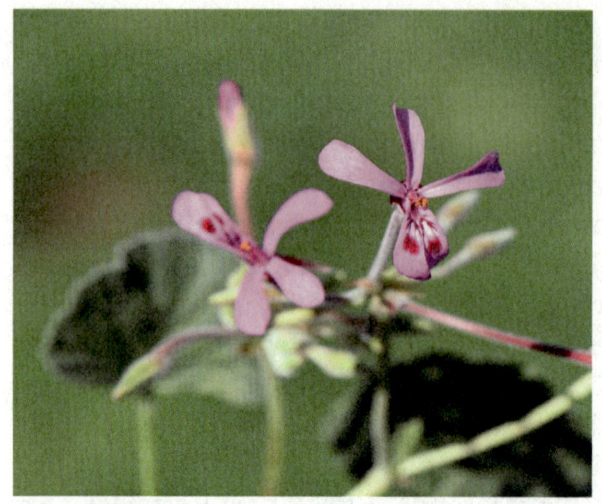

Bei Atemwegsinfekten empfiehlt sich der Extrakt der Kapland-Pelargonie, besser bekannt als Umckaloabo. Die Inhaltsstoffe sind antibakteriell, antiviral und immunmodulierend. Insbesondere die enthaltenen Cumarine sind gegen diverse Atemwegserkrankungen wirksam. Die ebenfalls in der Pflanze enthaltenen Gallussäuren sind vermutlich für den immunmodulierenden Effekt verantwortlich. Der Wurzelextrakt sollte jedoch nicht länger als 3 Wochen eingenommen werden.

Bereits im 19. Jahrhundert erkannte der an Tuberkulose erkrankte Engländer Charles Henry Stevens das therapeutische Potenzial der Kapland Pelargonie. Nachdem ihm der abgekochte Sud der Wurzel zur Heilung verhalf, wurde die Arznei bei über 800 an Tuberkulose erkrankten Menschen in England erfolgreich eingesetzt. Heute findet die Pflanze insbesondere bei akuter und chronischer Bronchitis therapeutischen Einsatz.

Weidenrinde – Natürlicher Schmerzstiller

Die Idee, die Weidenrinde in mein Buch aufzunehmen, kam mir durch ein Gespräch mit meiner Mama, mit der ich immer nach Kambodscha zu unserer Schule fliege. Dort verwenden die Menschen oft Rinden von Bäumen für die Behandlung von Krankheiten. Gibt es bei uns auch.

Richtig, Weidenrinde; denn daraus hat meine Oma noch als Kind einen Tee gebraut bekommen, wenn sie Schmerzen und Fieber hatte. Meine Oma wurde 1913 geboren und war bei der Spanischen Grippe, die von 1918 bis 1920 wütete, ein kleines Mädchen. Meine älteste Großtante Anna, die damals 15 war und nicht erkrankte, kümmerte sich auf dem großen Bauernhof in Böhmen um alle und kochte literweise Weidenrindentee.

Die Rinde junger Weidenzweige weisen einen mitunter hohen Anteil an sogenannten *Salicylaten* (wie Salicin) auf. Salicylate werden im Körper in Salicylsäuren umgewandelt. Diese besitzen einen ähnlichen Wirkmechanismus wie die Acetylsalicylsäure (ASS) – ein synthetischer Arzneistoff, der auf Basis der Salicylate entwickelt wurde.
Die Salicylate sind hauptverantwortlich für die schmerzlindernde, fiebersenkende und entzündungshemmende Wirkung der Weidenrinde. Diese ist arzneilich zur Behandlung von Fieber und Kopfschmerzen anerkannt.

Aus der getrocknete Weidenrinde kann man einen Tee zubereiten. Hierzu setzen Sie zwei bis drei Gramm fein geschnittene bzw. pulverisierte Weidenrinde mit 150 Milliliter kaltem Wasser an und bringen den Ansatz zum Kochen. Vom Herd nehmen und zehn Minuten ziehen lassen. Anschließend werden die Pflanzenteile abgeseiht. Drei- bis viermal täglich kann eine solche Tasse Weidenrindentee getrunken werden. Die mittlere Tagesdosis für Erwachsene beträgt 6 bis 12 g Weidenrinde.

Trockenextrakte der Rinde werden zu Tabletten und Kapseln verarbeitet. Zudem ist eine Weidenrindentinktur in Form von Tropfen erhältlich. Informieren Sie sich über die jeweilige Packungsbeilage beziehungsweise beim Arzt oder Apotheker, wie Sie solche Fertigpräparate richtig anwenden und dosieren. [61]

Cave: Wer Salicylate, also Schmerzmittel wie Aspirin, nicht verträgt, der sollte auch Weidenrinde meiden. Auch nicht geeignet für Asthmatiker. Kann Magenprobleme verursachen, ähnlich wie Aspirin auch, also nichts für Menschen mit der Neigung zu Magengeschwüren. Salicylate werden über die Leber und die Niere ausgeschieden. Wer diesbezüglich Defizite hat, der sollte auch auf Weidenrinde verzichten.

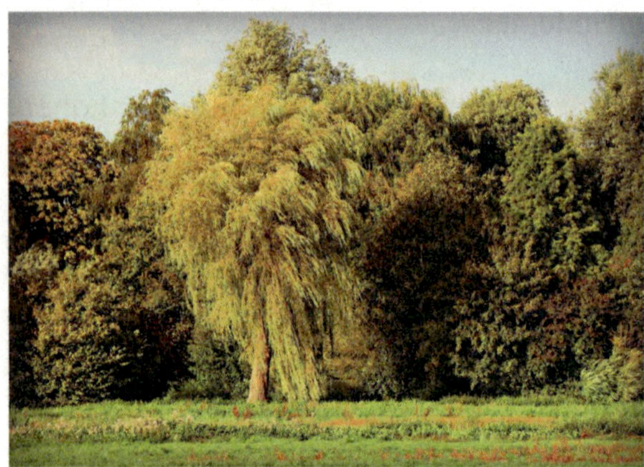

Extrakte der Weidenrinde werden in der Volksmedizin seit Jahrhunderten gegen Schmerzen, Fieber, grippale Infekte, sowie äußerlich bei schlechter Wundheilung oder Fußschweiß eingesetzt. Auch bei rheumatischen Beschwerden, mäßig starken Arthroseschmerzen oder Kopfschmerzen sind die Salicylate der Weidenrinde medizinisch anerkannt.

Weihrauch – Der Modulator des Immunsystems

Spätestens seit Donald Trump ist *Dexamethason* in aller Munde. Ein Cortisonpräparat, welches das Immunsystem unterdrückt und unerwünschte Autoimmunreaktionen verhindert. Das Problem bei Covid-19 ist nämlich, dass man sich nicht nur auf den Erreger selber fokussieren darf, denn im fortgeschrittenen Stadium ist nicht das Virus selbst das Problem, sondern die Abwehr des Körpers dagegen, die nicht selten überschießt und gefürchtete Komplikationen wie eine massive Blutgerinnungsstörung und Thrombosen auslösen kann. [62]

Hier können neben Cortisonpräparaten auch Pflanzen helfen, die immunmodulierend und entzündungshemmend wirken wie *Guduchi, Mädesüß* und *Weihrauch.* Weihrauch (*Boswellia*) gehört zu den Balsambaumgewächsen und ist ein Harz, das die meisten aus der Kirche kennen. Es gibt verschiedene Weihraucharten. Manche wie Elemi kommen nur im nördlichen Somalia vor, sehr bekannt sind der äthiopische Weihrauch aus Äthiopien, Eritrea und Uganda und der indische (*Boswellia Serrata*).

Weihrauch ist das luftgetrocknete Gummiharz, das von verschiedenen Boswelliaarten gewonnen wird. Weihrauch wird nicht nur kultisch als Räucherwerk in der Kirche oder bei der Meditation verwendet, sondern auch als Heilpflanze. Weihrauchharz ist grobkörnig bis stückig und von durchscheinend braungelber bis rötlichbrauner Farbe. Im indischen Ayurveda wird Weihrauch (*Salai Guggal*) bereits seit ca. 5.000 Jahren verwendet, etwa bei rheumatischen Erkrankungen oder bei Gelenk- und Muskelbeschwerden. Eigentlich kann man Weihrauch bei allen autoimmunbedingten Erkrankungen wie Rheuma, Asthma, MS, Morbus Crohn und Colitis ulcerosa einsetzen. [63]
Was sich positiv auf autoimmune Erkrankungen auswirkt und das Immunsystem positiv beeinflusst, kann auch bei einem schweren Covid-19 Fall helfen.

Cave: Es kann zu Nebenwirkungen wie Magen-Darm-Beschwerden oder allergischen Reaktionen wie Juckreiz kommen. Nebenwirkungen gegen Weihrauch und Weihrauchextrakten sind allerdings, selbst bei langer Anwendung im Rahmen chronischer Entzündungen, gering; dies auch im Vergleich zu den NSAID und Kortison. Wiederum wichtig, denn Kortison hat ja ein teilweise massives Nebenwirkungsprofil.

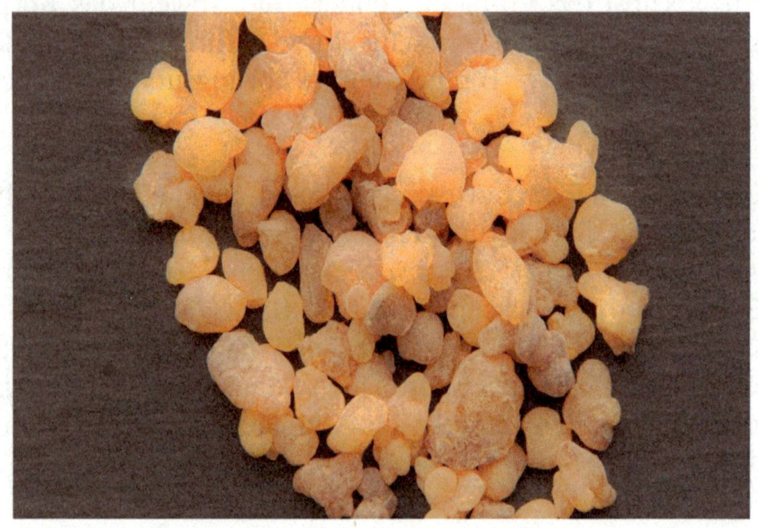

Medizin und Religion waren im Altertum eng miteinander verbunden. Bereits die alten Ägypter nutzten Weihrauch wegen seiner starken antibakteriellen Wirkung zur Mumifizierung. Auch in Salben zur Wundheilung wie auch zu kultischen Zwecken fand es Gebrauch, im altägyptischen Totenkult wurde Weihrauch eingesetzt, um eine bannende Wirkung gegen die Macht und den Geruch des Todes zu bewirken. In alten arabischen Lehrwerken wird die Einnahme von Weihrauch zur Stärkung von Geist und Verstand propagiert. Auch zur Linderung von rheumatischen Beschwerden wurde es vor allem in der europäischen Naturheilkunde verwendet.

Weißtanne – Durchatmen leicht gemacht

In den Wald gehen und tief atmen.
Und diese Wohltat mit nach Hause nehmen?

Geht ganz einfach mit dem ätherischen Öl der Weißtanne, die in ganz Europa zu Hause ist und angenehm süß, waldig, balsamisch aber auch würzig riecht.

Die Weißtanne hilft beim tiefen Atmen, befreit die Atemwege, wirkt durchblutungsfördernd und antiseptisch. Ich verwende es gerne zusammen mit Fichtennadel vorbeugend in Grippe, Erkältungs - und Coronazeiten in der Duftlampe.
Auch ein wunderbares Öl bei Husten, Halsweh und Schnupfen.

Rezept: „Spray den Corona weg“

- 100 ml Wodka
- 20 Tropfen Weißtannenöl
- 20 Tropfen Zirbelkiefer

Zuerst den Wodka in ein Sprühfläschchen geben, dann die beiden Öle zugeben und schütteln. Ich sprühe damit nach jedem Patienten in meiner Praxis.

Cave: Nicht in der Schwangerschaft verwenden.

Yerba santa – Wunderwaffe für die Schleimhaut

Die Schleimhaut von Nasen, Mund und Rachen trocknet gerade bei Fpp2-Masken extrem aus. Hier gibt es ein tolles Kraut, Yerba (*Heilkraut*) Santa (*heilig*). Diese Pflanze ist eine alte Indianerpflanze, der erst die spanischen Einwanderer den Namen „Santa“ gaben. In der indianischen Heilkunde wurde Yerba Santa als Schutzamulett am Körper getragen und als Räucherwerk für Inhalationen bei Atemwegserkrankungen eingesetzt. Heutzutage werden die Pflanzenextrakte der Yerba Santa unter dem Namen „Hydro Santa“ als befeuchtendes Nasenspray oder als befeuchtendes Mundspray angeboten. Die Sprays spenden Feuchtigkeit in der Nase, im Mund und Rachen und lindern die Trockenheit der Schleimhäute.

Dass Yerba Santa bei trockener Schleimhaut hilft ist logisch, wenn man sich den Standort dieser Pflanze ansieht. Das „heilige Kraut“ ist nämlich an den trockenen, spärlich bewachsenen Hängen in Kalifornien und Nordmexiko angesiedelt. Yerba Santa gehört eigentlich der Familie der Wasserblattgewächse an, die generell in kühlen und feuchten Lebensräumen gedeihen.

Dies macht Yerba Santa so einzigartig. In ihren Blättern hält und konserviert die Pflanze Wasser, um dem heißen und trockenen Klima zu trotzen. Yerba Santa ist somit ein Feuchtigkeitsregler, was ganz wichtig für sehr trockene Schleimhäute ist. Mal ganz abgesehen von den „Nebenwirkungen“ des langen Maskentragens, soll Yerba Santa auch ganz hervorragend Scheidentrockenheit bekämpfen. Hier gibt es eine vaginale Feuchtigkeitscreme auf der Basis von Yerba Santa. Sehr viele Frauen im Wechsel leiden unter Scheidentrockenheit und profitieren von der „Kraft“ der Yerba Santa.

Es gibt z.B. das *Yerba Santa S Oligoplex Liquidum*, das *Yerba Santa Similiaplex* von Pascoe. Hilft laut Hersteller bei Atemwegserkrankungen und ist ein homöopathisches Mittel.

Man kann die Pflanze mit ihren krampflösenden, fiebertreibenden, entzündungshemmenden und schleimlösenden Eigenschafen aber auch als Tee oder Auflage verwenden. Schützt die Schleimhautmembranen der Lunge, verdünnt den Schleim und erleichtert das Abhusten.
Hilft bei Asthma, Erkältungen und Lungenerkrankungen. [64]

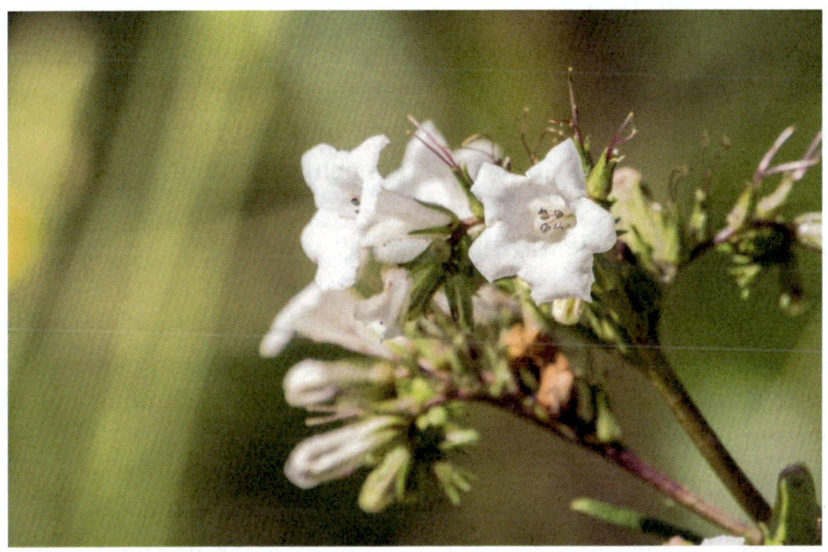

Das Flavonoid Sterubin als Hauptwirkstoff der Yerba Santa soll neuroprotektiv gegen verschiedene Toxizitäten des alternden Gehirns, wie beispielsweise Alzheimer wirken. Bei manchen Indianerstämmen gilt sie als heilige Kraftpflanze der man nachsagt, sie könne negative Einflüsse und krankmachende Kräfte neutralisieren. In der Esoterik geht man davon aus, dass sie zudem durch Räucherungen in Räumen, die durch Angst, Streit, Wut und Aggressionen „verunreinigt" wurden, die Luft der Heilung einkehren lässt.
In der indianischen Heilkunde wurde das Yerba Santa bei allen Erkrankungen der Atemwege gebraucht.

Ylang - Ylang - Loslassen in der Krise

Der Ylang-Ylang-Baum stammt von den Philippinen, wächst aber überall in Asien. Für mich der beste Duft zum Loslassen, Entspannen und Innehalten in der Krise. Der angenehm blumige, etwas schwere, süße, betörende und sinnliche Duft lässt sich gut mit einem frischen Duft wie Bergamotte oder Blutorange, aber auch Patchouli mischen.

Super in der Duftlampe beim Meditieren oder wenn der Stress überhandnimmt. Senkt den Blutdruck und den Herzschlag, wenn man sich zu sehr über all die Horrornachrichten aufregt.

Rezept: „Baden wie in Kambodscha"

5 Tropfen Ylang-Ylang und 3 Tropfen Lavendel auf 1 Becher Milch ins Badewasser geben. Man kann prima abschalten und besser schlafen, senkt den Stresslevel und ist damit auch gut für das Immunsystem.

Cave: Ich habe Ylang-Ylang früher oft in einem geschlossenen Raum bei der Massage verwendet, kann Kopfschmerzen machen. Nicht innerlich einnehmen, es soll schon Herzinfarkte bei Männern gegeben haben, die den Ylang-Ylang als Aphrodisiakum nutzten.

Ysop - Grippe und Husten ade

Ysop ist eine Pflanze, die es schon im „alten" Griechenland gab. Bei einem Urlaub auf Kreta erfuhr ich 2007, dass früher mit der Pflanze die Tempel gereinigt wurden, in dem man mit Ysop räucherte. Auch heute kann man in jeder Taverne Ysoptee trinken. Hilft sehr gut, wenn man sich wie ich damals, durch die Aircon verkühlt hat. Also bei Husten, Schnupfen, Halsschmerzen, Grippe, aber auch asthmatischen Beschwerden.

Rezept: „Griechischer Kräutertee"
(*von der netten Dame aus der Taverne, die gut Deutsch konnte*)

- 1 TL geschnittenes Ysopkraut
- 1 TL Cistuskraut
- 1 Tl Thymiankraut
- 1 TL Pfefferminze (geschnittenes Kraut) oder 1 TL Kamillenblüten mit 1 Liter Wasser aufkochen und über den Tag verteilt trinken

Cave: Das ätherische Öl nicht zu hoch dosieren, denn es kann Vergiftungen auslösen. Tee ist da ungefährlicher. Schwangere, Epileptiker und Menschen mit hohem Blutdruck sollten das Öl nicht verwenden. Ich verwende zum Beispiel Kampfer aus diesem Grund (Neigung zu hohem Blutdruck bei mir selber) nicht.

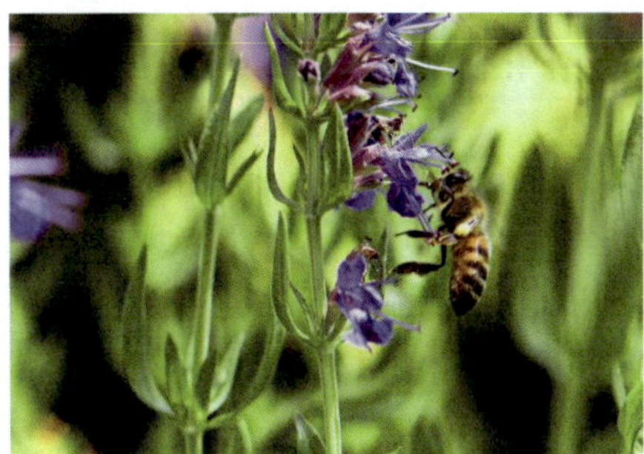

Die auch als „Essigkraut" bekannte Pflanze wirkt u.a. entzündungshemmend, menstruations- und gallefördernd und findet Gebrauch gegen Asthma, Chronische Bronchitis oder Blähungen.

Zirbelkiefer – der Widerstandskämpfer

Ich liebe Zirbelkiefern, nicht nur wenn ich in den Alpen beim Wandern bin. Dieser frische waldige Duft und der majestätische Anblick! Diese Bäume können extreme Kälte und Wind gut vertragen, sie sind extrem robust und widerstandsfähig. Meine Großeltern nahmen mich als Kind viel nach Südtirol mit und meine Oma machte gerne einen Zirbelkiefersirup für mich und meine Schwester, wenn wir krank waren. Dieser wirkt schleimlösend, entkrampft und reinigt die Atemwege. Super also bei Husten, Bronchitis, Erkältung, Grippe und Corona. Man kann nach dem Genuss eines Esslöffels des Sirups sofort besser und tiefer atmen.

Rezept: „Zirbelkiefersirup" (*von meiner Oma*)

- 150 g Zirbenwipfel – den Förster fragen, ob es gefällte Bäume gibt oder sogenannte Sturmbäume, da die Zirbelkiefer unter Naturschutz steht.
- 1 kg Low Carb Gelierxucker (statt normalem Zucker, meine Oma verwendete natürlich normalen Zucker)
- 1 Liter Wasser

Die Zirbenwipfel mit 1 l Wasser in einem verschlossenem Topf 30 Minuten köcheln lassen.
Vom Herd nehmen und abkühlen lassen. Den Sud durch ein Sieb pressen.
Den Sud mit dem Xucker 2 Stunden lang auf kleiner Flamme köcheln lassen. Öfters umrühren.
Darauf achten, dass der Zucker nicht anbrennt, sondern die Masse schön dick wird.
Wenn die Masse zähflüssig ist, den heißen Sirup in Marmeladengläser füllen.
Gläser verschließen und kühl und trocken lagern.

Diese Hustenarznei erleichtert das Abhusten, lindert selbigen und erleichtert das tiefe Atmen. Dadurch kann die Lunge gut mit Sauerstoff versorgt werden.

Man kann daher auch das ätherische Öl der Zirbelkiefer in der Duftlampe verwenden, um die Atmung zu vertiefen. Ich verwende dieses Öl in der Duftlampe gemeinsam mit dem Öl der Weißtanne und Fichtennadelöl, wenn ich Qi Gong und Atemübungen praktiziere. Diese sind gerade in Coronazeiten besonders wichtig und werden auch von Physiotherapeuten empfohlen. Die Physiotherapeuten vom Team im Vivantes Klinikum im Friedrichshain Carolin Prengemann und Christopher Otter erklären, welche Übungen sinnvoll sind und wieso man sie bei Atemwegserkrankungen so oft wie möglich machen sollte, nicht nur als COVID-19-Patient. [65] Ich persönlich liebe die Qi Gong Youtube-Videos von Wolfgang Stemer und die Sportvideos von Gabi Fastner.

Cave: Nicht in der Schwangerschaft anwenden.

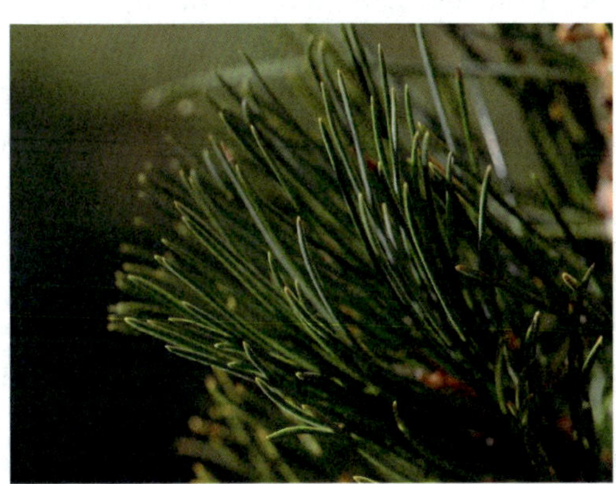

Bis zu 1000 Jahre alt kann die Zirbelkiefer werden. Naturheilkundlich findet sie Verwendung bei Erkältungs- und Muskelbeschwerden oder zur Verbesserung der Raumluft. Die ätherischen Öle der Zirbelkiefer helfen beim Durchatmen.

Zitrone – Ultimative Vitaminbombe

Mit Zitronen und ihrem ätherischen Öl bekommt man so manche Flecken aus der Wäsche und auch gegen schlechte Gerüche sollen sie helfen. Zitronen sind allgemein sehr gesund, haben viel Vitamin C und sind trotz ihres sauren Geschmacks sehr basisch. Genügend Vitamin C ist sehr wichtig für unser Immunsystem. Insbesondere bei Stress ist der Bedarf an Vitamin C höher, auch bei Sportlern und Schwangeren.

Rezept: „Heiße Zitrone" (*von meiner Oma*)

Das Wasser auf ca. 40 Grad erwärmen, oder aufkochen und dann abkühlen lassen, denn für die Zitrone und ihre Inhaltsstoffe darf das Wasser nicht zu heiß sein. Die Zitrone auspressen und den Saft in das warme Wasser geben. Etwas Honig einrühren und die „heiße" Zitrone warm und in kleinen Schlucken trinken.

Rezept: „Ingwer – Zitrone" (*aus meinem Sirtfood Buch*)

Ingwer und Zitrone regen den Stoffwechsel und die Fettverbrennung an. Zudem sind Zitrone und Co Basenbilder und sehr gesund.

- 250 ml Mineralwasser mit Sprudel
- 2 Scheiben Limette geschält
- Ein Schnapsglas Zitronenwasser
- Etwas Ingwer schälen und fein reiben, sodass der Saft austritt.

Das Zitronenwasser und den geriebenen Ingwer in das Sprudelwasser geben. Die Limettenscheiben hinzugeben und voila – fertig ist ein leckeres Erfrischungsgetränk. Die Idee, den Ingwer zu reiben, kommt von meiner pakistanischen Freundin Nadia. So tritt einfach mehr Saft aus. Speziell Zitrone soll Viren vorbeugen und Ingwer ist ja immer gut für das Immunsystem. Manche Menschen vertragen Zitrone nicht und reagieren mit Sodbrennen.

Zwiebel – Powerfood gegen Keime

Zwiebeln sind, genau wie Knoblauch, sehr gesund.
Dr. Anne Fleck, die bekannte TV - Ärztin, empfiehlt in ihrem Video vom 30.04.2020, regelmäßig Zwiebeln und Knoblauch zu essen, da beide antimikrobiell sind. Am besten roh, aber das verträgt nicht jeder Magen. Ich dünste sie daher lieber, sie sind dann bekömmlicher.

Rezept: „Zucchinilasagne“ (*aus meinem Sirtfood Buch*)

Backofen auf 200 Grad vorheizen, 3 Zehen Knoblauch und eine Zwiebel schälen und klein schneiden.
2 große Zucchini in relativ dünne Scheiben schneiden.
Auflaufform ausfetten.
Knoblauch und Zwiebeln hineingeben und dann je eine Schicht Zucchini und Mozzarella.
Mit Salz, Pfeffer und Oregano würzen.
40 Minuten backen.

Benefits: Low carb Variante des italienischen Klassikers Lasagne, schmeckt auch Italien-Fans. Knoblauch und Zwiebeln können aufgrund ihrer scharfen ätherischen Öle auch Erkältungen vorbeugen.

Rezept: „Zwiebelsirup gegen Husten“
(*dieses Rezept stammt von einer französischen Freundin*)

- 2 rote Zwiebeln – schmecken intensiver als die weißen
- 4 EL Birkenzucker (Xylit)

Die Zwiebel sehr fein würfeln und in ein Schraubglas füllen. Den Birkenzucker dazugeben und gut verrühren. Das Glas verschließen und einziehen lassen. Die Zwiebeln absieben - zum Beispiel durch einen Kaffeefilter. Den Saft, der übrig bleibt, in ein verschließbares

Gefäß füllen. Nach dem Abseihen kann man noch ätherische Öle dem fertigen Sirup hinzugeben. Für ein Marmeladenglas von etwa 400 ml reichen fünf Tropfen aus. Immer darauf achten, dass man diese Öle auch innerlich einnehmen darf. Ich verwende hier gerne Thymian bei Husten und Salbei bei gereizter Schleimhaut.

Ein wohltuender Balsam für gereizte Schleimhäute, der das Abhusten erleichtert. Am besten in dunklen Flaschen, vor Wärme und Sonneneinstrahlung geschützt, aufbewahren. Bei sauberer Arbeitsweise ist der Sirup dank des Zuckergehalts mehrere Monate lang haltbar. Erwachsene nehmen 3mal täglich 2, Kinder 3mal täglich 1 EL.

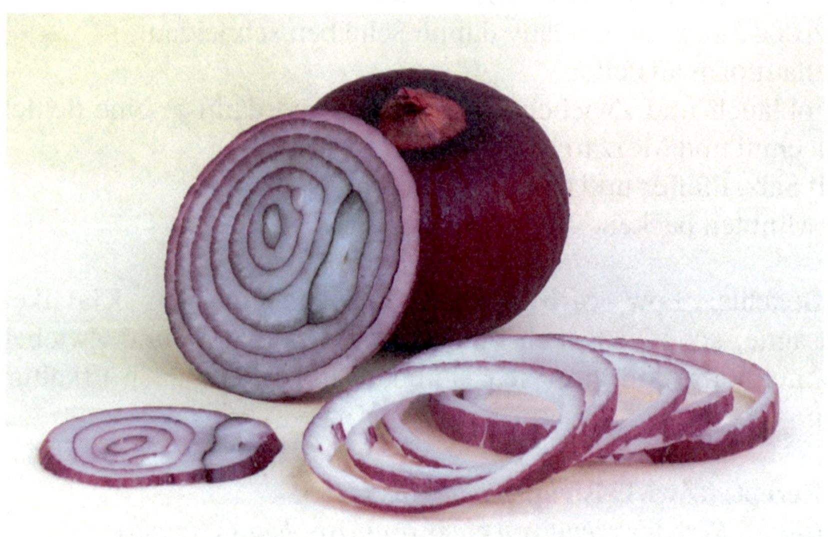

Die Zwiebel steht seit jeher für Gesundheit, Langlebigkeit, Lebenskraft und Arbeitsfähigkeit; nicht umsonst zählten Brot und Zwiebeln im alten Ägypten zu den wichtigsten Lebensmitteln der Arbeiter. In der russischen Volksmedizin stellt die Zwiebel eines der bedeutsamsten Volksheilmittel dar. Auch Biologielehrer lieben die Zwiebel. Mit ihr demonstrieren sie am Mikroskop den Aufbau der pflanzlichen Zelle. Forschungen bestätigen der Zwiebel sogar eine krebshemmende Wirkung.

Anhang – Therapiehinweise und „besondere" Pflanzen

In diesem Kapitel erfahren Sie noch einmal ganz genau, welche Pflanzen bei welcher Indikation (Thematik bzw. Symptomatik) angezeigt sind und Sie lernen noch ganz besondere „Pflanzenschätze" on the top kennen.

Pflanzen für einen besseren Weg durch die Krise

- Baldrian, Johanniskraut für das Nervenkostüm
- Bergamotte, Elemi, Jasmin, Lavendel und Ylang – Ylang – zum Entspannen
- Ginseng, Sonnenhut, echte Engelwurz, Ashwagandha, Taigawurzel, Rosenwurz als Adaptogene zur Kräftigung
- Agaricus blazei Murrill, Chaga, Reishi, Shiitake - die stärkenden Vitalpilze

Pflanzen gegen Bakterien

- Cajeput, Teebaumöl, Manuka, Niaouli, Myrte, Myrrhe – eigentlich alle Teebaumarten
- Lavendel
- Kamille, Thymian, Schafgarbe
- Knoblauch und Zwiebel
- Coriolus
- Umckaloabo
- Ingwer

Pflanzen gegen Viren

- Melisse
- Cistrose
- Salbei
- Sonnenhut
- Efeu
- Umckaloabo

- Zitrone
- Thuja, das Homöopathikum
- Agaricus blazei Murrill, Chaga, Cordyceps, Reishi, Shiitake – die „Anti – Viren“ - Pilze
- Ingwer

Pflanzen gegen Husten

- Thymian, Salbei, Spitzwegerich, Breitwegerich, Huflattich, Süßholz, Yerba Santa
- Ysop, Fichtennadel, Latschenkiefer, Weißtanne, Zirbelkiefer
- Alant
- Holunder, Linde
- Umckaloabo (der „große Hustenlöser“ aus Afrika)
- Cordyceps, Reishi, Shiitake
- Trikatu
- Ingwer

Pflanzen gegen Fieber und Schmerzen

- Holunder, Linde
- Pfefferminze
- Mädesüß, Weidenrinde

Pflanzen gegen Halsschmerzen

- Eibischwurzel, Isländisch Moos, Eichenrinde
- Yerba Santa
- Ingwer
- Kamille
- Salbei
- Pfefferminze
- Spitzwegerich und Breitwegerich

Pflanzen mit viel Vitamin C

- Hagebutten
- Holunder
- Sanddorn
- Schlehen
- Zitrone

Immunmodulative Pflanzen

- Granatapfelsaft
- Guduchi
- Weihrauch
- Mädesüß
- Cordyceps, Reishi, Shiitake
- Holunder
- Süßholz
- Holunder
- Umckaloabo

Dr. Stephen Buhners „Faves“
Die besonderen Pflanzen on the top

- Baikal Helmkraut - eine Pflanze aus der TCM – am besten wirkt die Wurzel – [66] - z.B. bei Naturkräuter online bestellen oder bei www.viterna.at
- Holunder – siehe Lexikon
- Ingwer – siehe Lexikon
- Houttuynia – laut Buhner gut bei Covid 19 – soll fischig schmecken – [66] Extrakt bei nutramedix zu bestellen oder bei Kräuter Schulte – www.kraeuterschulte.de
- Isatis – soll nach Kohl schmecken und immunmodullierend wirken aber stärkt auf der anderen Seite auch die Immunantwort, nicht zu lange einnehmen und auch nicht bei Fieber und Kältegefühl, da es dieses verstärkt [66]
- Süßholz - siehe Lexikon
- Lomatium – Wurzel oder Kraut – z.B. als Tinktur oder als Teeabkochung (auch Inhalation), nicht in der Schwanger-

schaft, kann Ausschlag machen [66]

- Säckelblumen - entzündungshemmend und besonders dann hilfreich, wenn Teile des Lymphsystems geschwollen sind und der Lymphabfluss beeinträchtigt ist; soll auch bei Husten helfen - Tinktur: 30 – 90 Tropfen bis zu 4mal täglich - Tee: 1 TL Wurzelpulver auf 250 ml Wasser, 15 Minuten köcheln, bis zu 6 Tassen tgl. trinken. Nicht zusammen mit Gerinnungshemmern oder in der Schwangerschaft einnehmen. [67]

Spezielle Rezepturen und Geheimtipps

In diesem Kapitel erfahren Sie, welche Rezepturen wirkliche Geheimtipps sind, von mir und meinen Patienten erfolgreich erprobt.

Der Essig der Diebe – gegen Bakterien – und Viren

Der Essig der vier Diebe (kurz Thieves) ist eine Superessenz der Firma Young Living, die sehr gute ätherische Öle herstellt.
Das Öl hat eine spannende Geschichte, denn es geht der Legende nach auf das Jahr 1720 zurück. Damals wütete die Pest in Südfrankreich. Vier Diebe räuberten die Häuser der Pestkranken aus und steckten sich nicht an, weil sie eben jene Duftmischung (eine Mischung aus Essig und Kräutern und ätherischen Ölen) verwendeten, um sich zu schützen. Als man sie schnappte, war das Interesse an dieser Wunderessenz so groß, dass man ihnen im Austausch gegen die Rezeptur Straffreiheit versprach.
Im Original enthielt der Pestessig Wermut, Raute, Rosmarin, Pfefferminz, Salbei aber auch Lavendelblüten, Engelwurz, Kalmuswurzel, Knoblauch, Zimt, Muskatnuss und Gewürznelken in Weinessig. Die Interpretation von Young Living mutet da fast puristisch an: Nelken, Eukalyptus Radiata, Zitrone, Zimt und Rosmarin. Ich sprühe mich in der Grippe - und Erkältungszeit jeden Morgen und jeden Abend mit dem Spray ein. Erhältlich online bei Young Living. [68]

Natürlicher Grippe Schutz

- 2 Tropfen Cajeput
- 1 Tropfen Thymian
- 2 Tropfen Zitrone
- 2 Tropfen Teebaum

Dieses Rezept stammt von Professor Dr. Dietrich Wabner, dessen Vorträge ich in München vor Jahren besucht habe. Den Teebaum habe ich ergänzt. Ich gebe die Mischung in meine Duftlampe und stelle diese in mein Behandlungszimmer, im Shutdown in mein Arbeitszimmer.

Wobenzym

Dass Enzyme gegen Viren helfen, ist schon lange bekannt. Gerade *Wobenzym* tut meiner Mutter bei Nebenhöhlenentzündungen sehr gut. Wirkt entzündungshemmend und abschwellend.
Seit sie Wobenzym und auch Papain benutzt, hat sie kaum noch Problem mit Sinusitis, bzw. eine beginnende Sinusitis heilt schnell ab. Kann auch bei Viruspneumonien helfen. Generell gut bei Entzündungen jeglicher Art.

Ein Sportkollege von mir „heilte" seine Bänderverletzung mit Arnika und Wobenzym in Rekordzeit aus und unterrichtete nach einer Woche Pause gleich wieder „Body Groove", eine Variation von Zumba. Man kann sagen, Wobenzym hilft bei allen Erkrankungen, denen eine Entzündung zugrunde liegt. [69]

Papain

Papain ist ein Enzym, das natürlich in relativ hoher Konzentration in der noch grünlichen (unreifen) Schale und in den Kernen der Papaya vorkommt und daraus gewonnen wird. Es ist unentbehrlich für die Pflanze bei der Abwehr von Schädlingen, kann also auch bei uns Menschen selbige abwehren. Ich trockne die Papayakerne und esse jeden Tag ein paar. Sie schmecken fruchtig scharf wie Pfeffer. Man kann Papain aber auch als Nahrungsergänzungsmittel kaufen. Wirkt bei Halsentzündungen, hat aber auch eine positive schleimlösende Wirkung bei Husten, erhältlich in Kapselform bei www.echt-vital.de. Papain ist auch einer der Bestandteile von *Wobenzym immun*, gemeinsam mit Bromelain. Wirkt wie Wobenzym und Bromelain auch bei Sportverletzungen, unfallbedingten Ödemen und Hämatomen.

Bromelain

Bromelain wird aus der Ananas extrahiert und ist 1957 im Stamm der Ananaspflanze entdeckt worden. Bromelain wird seither aus der Frucht selbst und dem Stamm gewonnen und ist zum Beispiel auch einer der Bestandteile von *Wobenzym immun*. Es besitzt entzündungshemmende Eigenschaften. Der Wirkstoff findet überwiegend bei Beschwerden der Nase und Nasennebenhöhlen Anwendung und kann helfen, Schwellungen und Entzündungen abzubauen. Meine Mutter nutzt Bromalain gemeinsam mit Wobenzym für ihre chronische Sinusitis. Bromelain gibt es als magensaftresistente Tabletten und als Kapseln.

Cave: Es können Hautausschläge, asthmaähnliche Beschwerden und allergische Reaktionen auftreten. Sollte dies der Fall sein, muss die Therapie sofort unterbrochen und ein Arzt verständigt werden.
Gelegentlich treten bei Bromelain Nebenwirkungen wie Verdauungsstörungen, Magenbeschwerden und Durchfall auf.

Algovir – Nasenspray

Bereits zu Beginn der Corona-Pandemie ist das Präparat *Algovir* in den Fokus gerückt. Der Hersteller Hermes hatte sein Rotalgen-Spray als Empfehlung für besorgte Apothekenkunden vorgeschlagen. Nun gibt der Hersteller neue Daten bekannt. Algovir soll die Virenanzahl von Sars-CoV-2 auf den Schleimhäuten fast vollständig verringern – die Ergebnisse beruhen auf einer In-vitro-Studie. Verantwortlich für die Wirkung gegen das neuartige Coronavirus soll das aus Rotalgen gewonnene Galactose *Polymer Iota Carrageen* sein. Selbst bei starker Verdünnung soll die Substanz vor Sars-CoV-2 und anderen respiratorischen Viren schützen. Laut Gebrauchsanweisung wird Algovir eingesetzt „zur unterstützenden Behandlung von Erkältungskrankheiten oder grippalen Infekten mit viraler Ursache".
Der Hintergrund: Viren wie Sars-CoV-2 gelangen über Mund und Nase in den Körper. Einmal auf der Schleimhaut festgesetzt, vermehren sich die Viren im Mund-Nasen-Rachen-Raum und verteilen sich schließlich im ganzen Körper. Durch Verhinderung eines Eindringens in die nasale Mukosa und eine Reduzierung der Viruslast soll ein Infektionsschutz geboten werden. Das im Algovir enthaltene *Iota Carrageen* soll hierfür geeignet sein.

In einer In vitro Studie wurde die potenziell hemmende Wirkung untersucht. Bevor im Labor Vero-E6-Zellen mit Sars-CoV-2 infiziert wurden, wurden sie mit dem Polymer in unterschiedlichen Konzentrationen behandelt. Zur Kontrolle dienten ein wirkstofffreier Ansatz und eine nicht vorbehandelte Zellkultur. Nach 48 Stunden Inkubationszeit wurde schließlich der Virustiter ermittelt. Durch die Anwendung soll sich auf der Nasenschleimhaut eine Barriere bilden. Diese soll durch unspezifische, physikalische Wechselwirkungen zwischen Polymer und Virus verhindern, dass das Virus an die Schleimhautzellen andocken und sie infizieren kann. Der Mechanismus sei durch Untersuchungen für verschiedene respiratorische Viren wie humane Rhinoviren, das Parainfluenzavirus und andere Virusarten nachgewiesen. [70]

Lysozymspray

Funktioniert im Prinzip ähnlich wie das Algovir-Nasenspray. Es soll die nasopharyngale Eintrittspforte dicht machen und die Schleimhaut vor Erregern schützen. Dieses empfiehlt Dr. Hellmut Münch auf seiner Webseite www.dr-h-muench.de. Er hat seine Praxis in Traunstein, einem besonders von Corona betroffenen Landkreis in Bayern. Das Lysozymspray soll die Anheftung der Viren an die Schleimhaut verhindern. Sie rutschen herunter und werden durch die Salzsäure des Magens unschädlich gemacht. Wer Hühnereiweiß nicht verträgt, sollte auf Algovir ausweichen. [71]

Sowohl das Lysozym- als auch das Algovirspray, welches ich nutze, kann man prophylaktisch nehmen, wenn man zum Beispiel Menschen getroffen hat, beim Einkaufen oder nach Kontakt mit Patienten. So nutzt es auch Dr. Münch bei sich, seinen Mitarbeitern und den Patienten. Mein Zahnarzt lässt beispielsweise seine Patienten als erstes mit *Listerine Cool Mint*, einer bekannten Mundspülung, den Mund ausspülen, um eventuelle Coronaviren und andere Keime im Mund zu reduzieren und sich selber vor einer Ansteckung zu schützen.

Wala Nasenbalsam

Den Tipp bekam ich von einer Freundin, die als Psychotherapeutin arbeitet und Ärztin ist. Der Weleda Nasenbalsam soll die durch die Maske ausgetrocknete und gereizte Nasenschleimhaut befeuchten, die Nase befreien und akuten und chronischen Schnupfen lindern. Auch für Schniefnasen von Kindern gut geeignet.

Kolloidales Silber

Meine Mutter, die schon lange in der Naturheilkunde zuhause ist, besorgte vor vielen Jahren ein Gerät, um kolloidales Silber herzustellen. Erst eine Notsituation erinnert einen daran, welche Schätze man im Haus hat. Denn Silber ist ein uraltes „Heilmittel". Schon in der Antike trank man seinen Wein aus Silberbechern, denn diese reduzierten die Keimbelastung der Getränke oder man verwendete ein Silberstück, um Milch haltbarer zu machen. Silber soll antibakteriell und antiviral wirken, indem es angeblich die Nukleinsäuren der Viren zerstört. Wer sich „Silberpräparate" zulegen möchte, der sollte auf gute Qualität aus der Apotheke achten, denn minderwertige Präparate können mit Mikroorganismen verunreinigt sein und statt des erhofften antibiotischen Effekts erhebliche Nebenwirkungen auslösen, laut meiner Apothekerin sogar eine Gelbfärbung der Haut. Bitte auch nicht prophylaktisch einnehmen, da das Immunsystem selber arbeiten muss und soll.

Kolloidales Silber wirkt sehr antibiotisch, es kann also wie ein Antibiotikum nicht unterscheiden, ob es gute oder böse Bakterien killt. Deswegen nicht zu lange nehmen, um die Darmflora zu schützen. Wie bei Grapefruitkernextrakt kann es auch bei kolloidalem Silber zu einer massiven Entgiftung des Körpers kommen. Dadurch können sich die Beschwerden wie bei jeder Entgiftung erst einmal verstärken und man sollte einen naturheilkundlichen Arzt oder Heilpraktiker hinzuziehen. Viel trinken und parallel Leber, Niere und Haut entgiften. Bei einer zu hohen Dosis kann es zu Übelkeit, Schwäche und Schwindel kommen.

Spannend finde ich auch den Ansatz des kolloidalen Goldes, von dem ich im Buch „*Natürliche Virenkiller*" von meinem Kollegen Günther Heepen las [72]. Von der Autorin Brigitte Hamann gibt es ein Buch „Heilen mit Gold", welches ich gerade lese. Spannender Ansatz und leider anders als das kolloidale Silber noch nicht sehr in der Breite bekannt.

Rechtsregulat nach Dr. Niedermaier

Eine Patientin von mir, die sich besonders vor Infekten schützen muss, da ihr Mann an MS erkrankt und an den Rollstuhl gefesselt ist, schwört auf das Rechtsregulat von Dr. Niedermaier aus dem Reformhaus in unserem Heimatort. Meine Mutter, die seit ihren Mädchenjahren an einer chronischen Sinusitis leidet, benutzt das Regulat auch und hat kaum noch mit ihrer Sinusitis zu tun.
Das Regulat wirkt sich nämlich sehr positiv auf die Darmflora aus und die ist bei den meisten Menschen mit den heutigen Ernährungsgewohnheiten (viel Weißmehl, Zucker, Fertignahrung) eine Katastrophe. Der Darm ist sehr wichtig für ein gutes Immunsystem. Mit einer gesunden Darmflora werden auch unsere Zellen mit mehr Energie versorgt, da Vitamine und Mineralstoffe aus der Nahrung und auch Nahrungsergänzungsmittel besser aufgenommen und verwertet werden können. Dies kommt natürlich auch den Abwehrzellen und der Immunabwehr zugute.

Klinoptilolith – Natur Zeolith

Durch die Kombi Coronastress-Fpp2-Maske sowie wechseljahrsbedingte trockene Mund - und Rachenschleimhaut hatte ich mir eine Pilzinfektion im Rachen zugezogen und musste antimykotische Lutschtabletten nehmen. Diese ergänzte ich mit *Klinoptilolith* – Natur Zeolith, um die abgetöteten Pilze auszuleiten. Dieses Gesteinspulver wirkt auf diese Weise nicht nur bei meinen Pilzen, sondern auch bei Viren und Bakterien, ganz einfach dadurch, dass es diese an sich bindet und ausleitet. Wirkt auch bei Toxinen entgiftend.

Theoretisch und praktisch könnte man auch Luvos-Heilerde nehmen, denn auch diese bindet Toxine (und eventuell auch Bakterien, Pilze und Viren) an sich und schwemmt sie aus.
Ich gebe 2mal pro Tag einen TL des Pulvers in ein Glas, gebe ein bisschen Wasser zu und trinke das Glas gleich aus.

Grapefruitkernextrakt – Das natürliche Antibiotikum

In der Medizin entdeckt man vieles per Zufall. Im Jahr 1980 beobachtete der Arzt und Immunbiologe Dr. Jacob Harich, dass die Grapefruitkerne auf seinem Kompost kaum verrotteten. Ihnen schienen Schimmelbakterien, Fäulnisbakterien, Pilze, Parasiten und Viren nichts auszumachen, sie schienen vielmehr sogar resistent gegen diese Bedrohung zu sein.

Grapefruitkernextrakt gilt schon lange als Geheimtipp im Kampf gegen Bakterien, Pilze und Viren. Es wird aus den zermahlenen Kernen und der Schale der Grapefruit hergestellt. Besonders in Zeiten mit erhöhtem Infektionsrisiko, wie aktuell bei der Bedrohung durch die Grippe, Covid-19 und auch bei bakteriellen Infekten, sollte man Grapefruitkernextrakt in der Hausapotheke haben.
Meine Familie nutzt selbigen bereits seit Jahren. Ein paar Tropfen Grapefruitkernextrakt, verdünnt in einem Glas Wasser getrunken, kann eine Erkältung oder Grippe stoppen.

Die Grapefruitkerne haben also einen potenten Schutzmechanismus und werden deswegen nicht von Bakterien und Pilzen zersetzt, was eigentlich komplett physiologisch wäre. Dieser Schutzmechanismus vor sogenannten „Fressfeinden", wird von den sekundären Pflanzenstoffen, den *Bioflavonoiden*, gewährleistet.

Auch beim Menschen wirken die Inhaltsstoffe aus den Grapefruitkernen tödlich auf schädliche Bakterien, Viren und Pilze. Man muss aber den Grapefruitkernextrakt sehr konzentriert, in einer entsprechend hohen Dosis, zu sich nehmen. Er wirkt wie ein natürliches, pflanzliches Antibiotikum und entwickelt schon bei einem Verdünnungsverhältnis von 1:1000 seine antibakterielle Wirkung. Laut dem *Journal of Alternative and Complementary Medicine* aus dem Jahr 2002, hilft Grapefruitkernextrakt gegen eine Vielzahl von Bakterien und Viren. Laut der *Universität von Texas*

soll Grapefruitkernextrakt verschiedenste Bakterien abtöten und kann sogar bei multiresistenten Krankenhauskeimen wie MRSA eine Alternative zu einem Antibiotikum sein. Das Tolle an Grapefruitkernextrakt ist, dass es anders als ein Antibiotikum, das ausschließlich gegen Bakterien hilft; auch bei Pilzinfektionen wirkt. Herkömmliche Antibiotika fördern oft eine Ansiedlung von Pilzen, sodass nach der Absetzung des Antibiotikums oft eine Anti-Pilz-Kur notwendig ist.
Grapefruitkernextrakt hilft gegen sehr viele Pilze, vor allem *Candida Albicans*.

Grapefruitkernextrakt wirkt, indem es die Zellwände von Bakterien und Pilzen zerstört. Durch das Zerstören der Zellwände werden die Bakterien, Pilze und Parasiten ausgehungert, weil sie keine Nährstoffe mehr aufnehmen können. Eine texanische Studie von 2002 stellte fest, dass Grapefruitkernextrakt selbst in hohen Dosen ungiftig ist und gut vertragen wird, außer jemand ist allergisch auf Zitrusfrüchte.
Erstaunlich ist zudem, dass Grapefruitkernextrakt im Gegensatz zu Antibiotika nicht die Darmflora schädigt und damit auch nicht wie die Antibiotika das Immunsystem beeinträchtigt, zudem baut es die Darmflora und das Darmmilieu wieder auf, was dem Immunsystem zu Gute kommt. Im Gegensatz zu einem Antibiotikum vernichtet es E Coli, lässt aber Bifidobakterien und Lactobazillen in Ruhe, was dem Darm guttut. Anders als bei Antibiotika bilden sich bei Grapefruitkernextrakt keine Resistenzen. [73]

Ich nehme es aktuell bei „meiner" Candida. Man kann es aber auch bei Grippe, Covid-19, Erkältungen, Husten, Schnupfen und Halsschmerzen nehmen.
Am besten an die richtige Dosis herantasten, am Anfang reicht ein Tropfen auf ein Glas Wasser, langsam auf bis zu ca. 10 Tropfen steigern. Immer ein Glas Wasser nachtrinken. Gegen die Candida gurgle ich jeden Tag mit dem Grapefruitkernextrakt.

Cave: Grapefruitkernextrakt killt ziemlich viele Erreger, die dann absterben. Dies kann durch die freigesetzten Toxine anstrengend für den Körper sein und man kann sich müde fühlen und Kopfschmerzen haben. Deswegen nicht zu viel nehmen und gegebenenfalls reduzieren. Ich bin relativ leicht mit 58 Kilo und nehme nicht mehr als 50 Tropfen, verteilt auf 3mal. Kinder natürlich noch weniger. Anders als das Fruchtfleisch vertragen sich die Kerne mit Medikamenten. Wenn Sie zum Beispiel Betablocker, die Pille oder Gerinnungshemmer nehmen, dann achten Sie bitte beim Kauf des Grapefruitkernextrakts darauf, dass es kein Fruchtfleisch enthält.

Nicht bei Allergien auf Zitrusfrüchte anwenden.
Gute Präparate sind *CitroBiotic Grapefruitkernextrakt Bio* oder *CitroPlus 800* aus der Apotheke. Sollte Bio sein, frei von Alkohol und Konservierungsstoffen.

Silvestrol – „Wunderwaffe" aus Borneo

Der Naturstoff *Silvestrol* wird aus asiatischen Mahagonigewächsen gewonnen, die in Borneo als traditionelle Heilpflanzen gegen eine Vielzahl von Krankheiten eingesetzt werden. Er kann Krankheitserreger wie das Coronavirus, aber auch Ebola-, Lassa- oder Zikaviren zurückdrängen, was eine bundesweite Forschungsgruppe aus Gießen, Marburg, Hamburg und Langen herausgefunden hat [74]. Chemisch ist die Substanz sehr schwer herzustellen. Sie blockiert ein Enzym, das in Körperzellen vorkommt. Dieses wird von den eingedrungenen Viren benötigt, da sie zur Vermehrung ihre eigenen Proteine von diesem Enzym herstellen lassen.

Indem Silvestrol das Enzym hemmt, wirkt das Mittel gegen eine ganze Reihe gefährlicher Krankheitserreger wie Coronaviren, aber auch Ebola-, Zika- und Lassaviren. Zunächst infizierten die Wissenschaftler Zellen mit Coronaviren, anschließend gaben sie einen Hemmstoff hinzu: In diesem Fall Silvestrol oder CR-31-B. „*Die antiviralen Effekte sind fast identisch*", berichtet die Gießener

Virologin Dr. Christin Müller, die in der Arbeitsgruppe von Prof. Dr. John Ziebuhr an der Justus-Liebig-Universität in Gießen zu Coronaviren forscht und sich die Erstautorschaft mit Wiebke Obermann teilt. Das Interesse der Industrie ist bereits geweckt. „*Moleküle wie CR-31-B, die eine ähnliche antivirale Breitband-Wirkung wie Silvestrol besitzen, sind von einer Zulassung als Medikament jedoch noch weit entfernt*", berichtet der Hochschullehrer. [75]

Lungen Elixier
(*nach einer Patientin – soll laut ihr eine Wunderwaffe sein*)

Gundelrebe, Basilikumblätter, Feldkümmel, Muskatnusspulver, Galgantpulver, Birnenmistelpulver (je 1 TL von jedem Kraut oder Pulver) Wasser, Weißwein und Honig.

Die Kräuter (im Kräuterladen kaufen oder online bestellen) als Kräutersud mit 500 ml Wasser aufkochen. Die Pulver getrennt davon in einem Liter Wein aufkochen, 150 g Honig zugeben, 5 Minuten kochen lassen. Dann das Kräuterwasser und den Honigwein miteinander mischen und in 2 sterile Flaschen abfüllen.

Jeden Tag ein Stamperl trinken.

Soll bei Husten, Bronchitis, Asthma, Lungenentzündungen und die Lunge vor Grippe - und SARS-Viren schützen. Die Gundelrebe wirkt entzündungshemmend. Ein wahres Rezept aus der „Hexenküche".

Wer es einfacher mag und seinem Immunsystem und seiner Lunge auf die Sprünge helfen möchte, der kann sich die Präparate meiner absoluten Lieblingsfirma *Soluna* in der Apotheke besorgen. Diese Mittel sind spagyrisch nach alten Originalrezepturen von Alexander von Bernus hegestellt. Hier möchte ich zum Abschluss dieses Buches die besten Präparate kurz darstellen, die diese Firma (nicht nur) in Pandemiezeiten zu bieten hat.

Aquavit – der Meistertrank des Immunsystems - Solunat Nr. 2

- Angelikawurzel, Anis, Chinarinde, Colasamen
- Dostenkraut
- Galgantwurzel, Ingwerwurzelstock
- Johanniskraut, Korianderfrüchte,
- Kubebenfrüchte, Kümmelfrüchte
- Lavendelblüten, Majorankraut, Meisterwurzwurzelstock, Melissenblätter
- Muskatsamen, Pfefferfrüchte, schwarz, Pfefferfrüchte, weiß
- Rosmarinblätter, Salbeiblätter
- Tausendgüldenkraut, Wacholderbeere, Ysopkraut und Zimtrinde

Dieses Fertigpräparat (Solunat Nr. 2) soll das Immunsystem stärken und belebend wirken.

Cordiac – der Herzschutz – Solunat Nr. 5

- Herzgespannkraut, Johanniskraut
- Melissenblätter, Rosenblütenblätter, Rosmarinblätter
- Weißdornblätter mit -blüten, Weißdornfrüchte
- Wiesenknopfkraut

Soll das Herz stärken und dieses Organ wird ja bei Covid-19 und einer Grippe oft in Mitleidenschaft gezogen.

Hepatik – der Leberschutz – Solunat Nr. 8

- Ackergauchheilkraut, Aloe, Bitterholz
- Leberblümchenkraut
- Löwenzahnkraut mit -wurzel
- Mariendistelfrüchte
- Odermennigkraut
- Wegwartenkraut und Wegwartenwurzel

Die Bitterstoffe aus der Hepatik Tinktur, die ich kurmäßig 2 mal im Jahr einnehme, stärken die Entgiftung über die Leber. Sehr wichtig, wenn man sehr krank ist und bei Covid-19 oder einer Grippe starke Medikamente einnehmen muss, auch bei Antibiotika, Cortison und Schmerzmitteln.

Lymphatik – der Wächter der Lymphknoten – Solunat Nr. 9

- Guajakholz, Sandelholz, rot
- Sarsaparillenwurzel
- Thujakraut und Walnußblätter

Soll die Lymphknoten und das Lymphgewebe entlasten und unterstützen. Extrem wichtig bei einer akuten Lungenentzündung, aber auch bei jedem Infekt. Speziell dann, wenn Menschen lymphatisches Gewebe wie Mandeln, Blinddarm, die Milz oder bei Tumorerkrankungen Lymphknoten entfernt worden sind. Dann besteht ohnehin eine Schwächung der lymphatischen Abwehr.

Pulmonik – der Wächter der Lunge – Solunat Nr. 15

- Andornkraut, Eibischwurzel, Eucalyptusblätter
- Bittere Kreuzblume
- Lungenkraut
- Salbeiblätter, Sonnentaukraut, Stiefmütterchenkraut
- Wollblumenblüten, Ysopkraut

Hilft super bei chronischem Husten. Drei Patientinnen von mir (zweimal Influenza, einmal Covid-19) nehmen es mit Erfolg ein.

Renalin – Entlastung für die Niere – Solunat Nr. 16

- Bärentraubenblätter, Birkenblätter
- Echtes Goldrutenkraut
- Hauhechelkraut, Hauhechelwurzel, Hirtentäschelkraut
- Petersilienfrüchte, Petersilienwurzel
- Queckenwurzelstock
- Schachtelhalmkraut

Genau wie die Leber muss man bei starken Infekten und Medikamenteneinnahme auch die Entgiftung über die Niere fördern, da die Medikamente über die Niere ausgeschieden werden. Ganz wichtig bei Schmerzmitteln, die schnell die Niere schädigen. Regt die Urinproduktion an, deswegen nicht sehr spät abends nehmen. Besser morgens, mittags und nachmittags.

Sanguisol – der Retter der Psyche – Solunat Nr. 17

Wässriges Destillat aus spagyrischem Herstellungskreislauf. Destillat aus gereinigtem Wasser und wässrigem Destillationsrückstand des Vorzyklus.

- Herzgespannkraut, Johanniskraut
- Melissenblätter, Rosenblütenblätter, Rosmarinblätter
- Weißdornblätter mit -blüten, Weißdornfrüchte
- Wiesenknopfkraut
- Goldchloridlösung D2
- Safranurtinktur D1
- Ethanol 96%

Soll sehr gut bei Ängsten und Depressionen helfen. Gold (*Aurum*) ist ein sehr wichtiges Mittelbild in der Homöopathie bei Winterdepressionen. So auch bei einem Shutdown in der dunklen Jahreszeit.

Stochmachik I – der Heiler des Darms – Solunat Nr. 19

- Angelikawurzel, Beifußkraut
- Enzianwurzel
- Galgantwurzelstock, Kalmuswurzelstock, Meisterwurzwurzelstock
- Melissenblätter, Pfefferminzblätter, Pomeranzenschalen
- Rosmarinblätter
- Tausendgüldenkraut
- Wacholderbeeren, Wermutkraut

Wirkt super auf den Darm und der ist ja bekanntermaßen unser größtes Immunsystem und sollte gepflegt werden. Besonders wichtig in der Prophylaxe und in der Nachsorge nach Infekten, Antibiotikagaben und Antipilzmitteln. Dann sollte man die Darmflora wiederaufbauen.

www.soluna.de

Hinweis für die Leser

Wichtig: Wenn sich Beschwerden nicht bessern oder der Verdacht auf Influenza oder Corona besteht, immer zum Arzt gehen bzw. ein Testcenter aufsuchen.
Schwangere sollten vor jeder Einnahme eines Pflanzenpräparates ihre Hebamme oder Frauenärztin/Arzt kontaktieren und um Rat fragen.
Das „Lexikon der Heilpflanzen in pandemischen Zeiten" ersetzt keinen Arzt oder Apotheker und dient nur der Unterstützung der Schulmedizin, der Prävention und der Nachsorge.
Ansonsten viel Spaß beim Lesen und Anwenden, gutes Gelingen und kommen Sie gesund durch diese schwierige, herausfordernde Zeit.

Bezugsquellen

In diesem Kapitel will ich Ihnen Adressen nennen, wo Sie gute Präparate erhalten. Zudem liste ich interessante Webseiten auf.

Kräuter

- Bioladen, Reformhaus, Apotheke
- www.kraeuterschulte.de - viele gute Pflanzenpräparate – überregionaler Versand
- Klösterlapotheke München – Färbergraben 12 – 80331 München – Telefon 089 / 54343211
- Kräuterparadies Lindig – Blumenstraße 15 – 80331 München – Telefon 089 / 265726
- Kräutergarten München – Pestalozzi Straße 3 – 80469 München – Telefon 089 / 23249802
- Bahnhofsapotheke Kempten – Bahnhofstrasse 12 – 87435 Kempten – Telefon – 0831 / 5226611 – hat die Stadelmann Produkte und gute ätherische Ölmischungen, aber auch Teemischungen
- www.kraeuterhaus.de - Telefonnummer 07334 96540

Für gute Ayurveda Produkte

- Seva Akademie, Marie – Curie – Straße 1, 85521 Ottobrunn bei München, 089 / 94 38 71 30
- Santulan Ayurveda – Wörthstraße 13 – 81667 München – Telefon - 089 / 983773
- Jürgen Wloka – www.veda-vid.de – mein Ayurveda Meister

Ätherische Öle

- Primavera Online Shop - meine Favoriten – www.primaveralife.com
- Young Living – sehr gute Öle – zum Beispiel Thieves – www.youngliving.com – ich bestelle bei Sandra Jung, Liselottestraße 23, 55469 Simmern, Telefonnummer – 06761 / 8309525 – sie hat auch einen tollen Blog – www.naturreine-aetherische-oele.de
- Forever living – ebenfalls super - www.be-forever.com

Nahrungsergänzungsmittel

- Bärbel Drexel – www.baerbel-drexel.de – sehr gute Nahrungsergänzungsmittel – tolle Ginseng Präparate
- Dr. Michalzik – hier kann man sehr gute Weihrauch Präparate kaufen – www.biotikon.de – Telefonnummer – 06201 / 878380
- Robert Franz – www.robert-franz-naturwaren.de
- Ethnohealth – www.ethno-health.com – haben, wie der Name schon sagt, nicht nur „europäische" Pflanzen im Angebot, sondern Pflanzenpräparate aus der großen, weiten Welt, teilweise auch Präparate von indigenen Stämmen. Sehr spannender Ansatz

TCM Präparate

- Kräutertinkturen – www.qinax.com
- Vitalpize - www.hawlik-vitalpilze.de – sehr gute Qualität an Heilpilzen, auch Online Versand und gute Beratung – bieten vor Ort auch spannende Vorträge und Workshops an – Gewerbestraße 8 - 82064 Straßlach bei München - Telefonnummer - 08170 / 99 59 - 0 – haben in ihrem Shop auch gute Bücher zum Thema Vitalpilze

Tolle Webseiten mit guten Infos

- www.apotheken-umschau.de - nutze ich im Moment Online, es gibt auch eine Print-Ausgabe in der Apotheke
- www.mylife.de - die etwas jüngere und „poppigere" Ausgabe der Apothekenumschau, als Print und online
- www.rosenfluh.ch – tolle Webseite mit verlinkten Studien, um diese zu lesen, muss man sich anmelden, lohnt sich.
- www.lungenaerzte-im-netz.de - hier gibt es super Infos zum Thema Corona
- www.bewusstveganfroh.de – sehr informative Website mit tollen Tipps und Rezepten.
- www.schoenenberger.de - tolle Pflanzensäfte
- www.soluna.de - die Solunate gibt es in jeder Apotheke
- www.casida.de – gute Rezepte

Verwendete Literatur – auch für Sie zum Lesen

- Margret Madejsky – „Alchemilla" – ein sehr gutes Buch über den Frauenmantel und alle anderen Kräuter – ein Musthave mit vielen tollen Tipps.
- Margret Madejsky – „Frauenheilpflanzen" – ein tolles Buch mit super Bildern und Rezepten.
- Dietrich Wabner – „Aromatherapie" – Der Autor hielt bis vor wenigen Jahren Vorträge an der TU in München, ist aber leider mittlerweile verstorben.
- Monika Werner, Ruth von Braunschweig – „Praxis Aromatherapie" – sehr gutes Buch.
- Gerti Samel, Barbara Krähmer – „Die heilende Energie der ätherischen Öle" – mit vielen guten Tipps.
- Ingeborg Stadelmann – „Bewährte Aromamischungen" – sehr gutes Buch, sie ist „die" Expertin auf diesem Gebiet für Schwangere und Babys – gut zu lesen.
- Ingeborg Stadelmann – „Aromatherapie – von der Schwangerschaft bis zur Stillzeit" – mein absolutes Lieblingsbuch zum Thema Aromatherapie, gut zu lesen.
- Kerstin Rosenberg – „Das Ayurveda Praxis Buch für Frauen – Gesund, schön und sinnlich"- mein liebstes Buch zum Thema Ayurveda und Frauenheilkunde.
- Hans Heinrich Rhyner, Birgit Frohn – „Heilpflanzen im Ayurveda" – das Standardbuch über die Heilkräuter des Ayurvedas – mein erstes Buch über Heilpflanzen überhaupt vor vielen Jahren.
- GFV – „Vitalpilze – Naturheilkraft mit Tradition – neu entdeckt" -kann man bei Heilpilze Hawlik kaufen.
- Günther H. Heepen – „Natürliche Pflanzenkiller – mit der Hilfe der Natur Immunsystem stärken und Viruserkrankungen vorbeugen" – sehr gutes Buch.
- Stephen Harrod Buhner – „Pflanzliche Virenkiller" – super Buch, der Autor hat trotz des ernsten Themas einen amüsan-

ten Schreibstil.

- Aruna M. Sievert – „Pflanzliche Antibiotika – Geheimwaffen aus der Natur – super Buch
- Gerhard May – „Virustatische Wirkung von Pflanzenextrakten“
- Gertrud Scherf – „Wildpflanzen neu entdecken“ - tolles Buch, denn Wildpflanzen sind super gesund und das meiste wächst fast vor der Haustür, man muss nur zugreifen.
- Ruth Pfennighaus – „Wir sind für den Garten geboren – Naturheilmittel für Körper, Geist und Seele – neu entdeckt – ein ganzheitliches Praxisbuch“ – sehr gutes Buch mit vielen einfach nachzumachenden Rezepten und Tipps – die Autorin hat auch einen tollen YouTube Kanal.
- Alexa Nyc – „Heilpflanzen aus aller Welt – kraftvolle Kräuter aus aller Welt“
- Dr. Anne Fleck – „Ran an das Fett – Heilen mit dem Gesundmacher Fett“ – super Buch - die Idee zu dem Immunjoghurt kommt von ihr. Ihre Facebook Seite versorgt die „Follower“ mit guten Tipps zum Thema Corona und gesunde Ernährung.
- Sigrid Maria Größing – „Die Heilkunst der Philippine Welser“ – für Fans von historischen Rezepturen – sehr angenehm zu lesen.
- Theodor Fontane – „Effi Briest“ – mit ihm startet mein Buch ja irgendwie, deswegen darf die gute Effi hier nicht fehlen.

Zu meiner Person – Autorenvita

Sie haben mich wahrscheinlich in diesem Buch schon ein bisschen kennengelernt. Ich bin Heilpraktikerin mit Schwerpunkt Ayurvedamassagen und Frauenheilkunde, habe lange in einer Hebammenpraxis gearbeitet, jetzt in eigener Praxis.

Ursprünglich habe ich, wie im Vorwort erwähnt, Geschichte studiert. An der Universität Augsburg hatten wir einen super guten Professor der Geschichte des Mittelalters, Prof. Dr. Bernhard Schimmelpfennig, der sehr interessante Seminare wie zum Beispiel „die Medizin der Hildegard von Bingen“ anbot. Zudem begeisterten mich die Mittelalterfeste in meiner Unistadt für historische Kräuterrezepturen.

Eine berühmte Bürgerin der Stadt Augsburg war Philippine Welser (den „Gegenspielern“ der noch berühmteren Fugger). Sie heiratete 1557 Ferdinand II von Habsburg, den Sohn von Kaiser Maximilians II. Dies war damals ein großer Skandal, da Philippine (1527 bis 1580) bürgerlich war. Sie konnte aber sehr gut kochen und besaß ein enormes Wissen über Heilpflanzen, sodass die kaiserliche Familie sie sehr schätzte und sich von ihr behandeln ließ. Von Philippine sind Kochrezepte in Buchform (ca. 125 €) und ein Buch über Heilkunst (ca.10 €) erhältlich. Letzteres Buch besitze ich und habe es in der verwendeten Literatur aufgelistet. Philippine hat mich schon als Studentin begeistert.

Da auch meine Oma großes Wissen über Pflanzen im Allgemeinen und Heilpflanzen im Besonderen besaß und mir einiges an Wissen übermittelte, war schon als junges Mädchen mein Interesse an Pflanzen, die zur Heilung dienen, geweckt worden. Sie wird sich im Himmel ganz sicher über mein Buch freuen. So war es naheliegend, den Heilpraktiker zu machen und mich vor allem in der Phytotherapie fortzubilden. Ganz besonders lehrreiche Seminare bieten Magret Madejsky bei Natura Naturans und die

Dozenten des Zentrums für Naturheilkunde (beide in München) an. Sehr gut sind die Workshops von Jürgen (Jana) Wloka in der Ayurveda Medizin bei Yoga Vidya. Super informativ sind auch immer wieder die Vorträge und die Workshops über TCM/Heilpilze bei Vitalpilze Hawlik in meinem Heimatdorf Straßlach.

Ich bin sehr froh und dankbar über dieses Wissen, das ich in der Pandemie bei mir selber, meiner Familie und meinen Patienten anwende. Ich gebe es auch gerne mit diesem Buch an Sie weiter, damit Sie gesund durch diese herausfordernde Zeit kommen.

Viel Spaß beim Lesen und Anwenden und bleiben Sie gesund.
Ihre
Carina Zinkeisen

Quellenverzeichnis

[1]Theodor Fontane – „Effi Briest“, S. 259

[2]www.ayurveda-journal.de vom 18.04.2017 – Dr. Franz Mechsner

[3]Stephen Buhner, „natürliche Pflanzenkiller“

[4]www.biogena.com

[5]http://www.zeit.de/wissen/gesundheit/2015-10/medizin-nobelpreis-william-campbell-satoshi-omura-youyou-tu-malaria

[6]https://www.vaticannews.va/de/welt/news/2020-04/madagaskar-kirche-corona-virus-kraeutertrunk-schueler-kardinal.html

[7]Max-Planck-Institut für Kolloid- und Grenzflächenforschung: Artemisia annua in Labortests gegen das Coronavirus, 14. April 2020.

[8]Deutsche Welle (www.dw.com) - Artemisia - ein Kraut gegen COVID-19? | DW | 25.06.2020.

[9]Deutsche Apotheker Zeitung vom 11.05.2020

[10]www.apotheken-unschau.de

[11]www.verbraucherzenztrale.de vom 02.07.2020

[12]www.neues-deutschland.de vom 18.12.2004

[13]Pflanzliche Virenkiller. Immunstärkung und natürliche Heilmittel bei schweren und resistenten Virusinfektionen.: Heilkräuter, die erfolgreich Viren abwehren und Infektionen bekämpfen können; Stephen Buhner, Herba Press, 2016, S.66, S.100, S.101

[14]Pflanzliche Virenkiller. Immunstärkung und natürliche Heilmittel bei schweren und resistenten Virusinfektionen.: Heilkräuter, die erfolgreich Viren abwehren und Infektionen bekämpfen können; Stephen Buhner, Herba Press, S. 347 bis S. 350

[15]Chen M. et al.: Protective roles of Cordyceps on lung fibrosis in cellular and rat models. J Ethnopharmacol, 2012, 143(2), 448-454.

[16]Hui PK, et al.: Cordyceps sinensis improved post-SARS pulmonary fibrosis. Hua Xia Yi Yao; 2006, 3: 172-176.

[17]Yu X, Mao Y, Shergis JL et al.: Effectiveness and safety of oral Cordyceps sinensis on stable COPD of GOLD stages 2-3: Systematic

review and meta-analysis. Evid Based Complement Alternat Med. 2019 April

[18]Wang NQ, Jiang LD, Zhang XM et al.: Effect of dongchong xiacao capsule on airway inflammation of asthmatic patients. Zhongguo Zhong Yao Za Zhi. 2007, Aug;32(15:1566-8).

[19]www.bewusstveganfroh.de

[20]F. Scaglione, G. Cattaneo, M. Alessandria, R. Cogo, W. Meier, S. Campbell: Ginseng extract to potentiate vaccination against influenza. In: Eur J Clin Invest. 1996, 26, S. A25. Und: F. Scaglione, R. Cogo, C. Cocuzza, M. Arcidiacono, A. Beretta: Immunomodulatory effects of Panax ginseng C. A. Meyer (G115) on alveolar macrophages from patients suffering with chronic bronchitis. In: Int J, Immunother. 1994, 10, S. 21–24. Und: F. Scaglione, F. Ferrara, S. Dugnani, M. Falchi, G. Santoro, F. Fraschini: Immunomodulatory effects of two extracts of Panax ginseng C. A. Meyer. In: Drugs Exp Clin Res. 1990, 16, S. 537–542.

F. Scaglione, G. Cattaneo, M. Alessandria, R. Cogo: Efficacy and safety of the standardised ginseng extract G 115 for potentiating vaccination against the influenza syndrome and protection against the common cold. Drugs Exp Clin Res. 1996, 22, S. 65–72.

Shergis JL, Di YM, Zhang AL et al.: Therapeutic potential of Panax ginseng and ginsenosides in the treatment of chronic obstructive pulmonary disease. Complement Ther Med. 2014, Oct;22(5):944-53).

[21]Wurzer et al., 2004

[22]Mazur et al., 2007

[23]Ludwig und Planz, 2008

[24]Nelson et al., 2001

[25]Aviram et al., 2000, Aviram et al., 2004

[26]Sumner et al., 2005

[27]Aviram et al., 2004

[28]Loren et al., 2005; Hartmann et al., 2006

[29]Kaur et al., 2006; Toklu et al., 2007

[30]Ajaikumar et al., 2005

[31]Rosenblat et al., 2006; Aviram et al., 2004

[32]Neurath et al., 2004 und 2005, Reddy et al., 2007
[33]Haidari et al., 2009
[34]Dr. med. Jonas Bökelmann, Quellenweg 9, 69118 Heidelberg
[35]Gräfe und Unzer Verlag GmbH, München,
Günther Heepen: Mit der Hilfe der Natur: Immunsystem stärken und Viruserkrankungen vorbeugen
[37]Universität Hohenheim, 30.06. 2020 und NFS Journal
[38]Sen D, Debnath P, Debnath B, Bhaumik S, Debnath S. Identification of potential inhibitors of SARS-CoV-2 main protease and spike receptor from 10 important spices through structure-based virtual screening and molecular dynamic study. J Biomol Struct Dyn. 2020 Sep 18:1-22. doi: 10.1080/07391102.2020.1819883. Epub ahead of print. PMID: 32948116.
[39]Li T, Ren L, Wang D, Song M, Li Q, Li J. Effect of allicin and its mechanism of action in purine removal in turbot [published online ahead of print, 2020 Aug 27]. J Food Sci. 2020;10.1111/1750-3841.15394. doi:10.1111/1750-3841.15394
[40]Donma MM, Donma O. The effects of allium sativum on immunity within the scope of COVID-19 infection. [published online ahead of print, 2020 Jun 2.] Med Hypotheses. 2020; 144:109934. doi: 10.1016/j.mehy.2020.109934
[41]Mohajer Shojai T, Ghalyanchi Langeroudi A, Karimi V, Barin A, Sadri N. The effect of Allium sativum (Garlic) extract on infectious bronchitis virus in specific pathogen free embryonic egg. Avicenna J Phytomed. 2016;6(4):458–267.
[42]Elizabeth Lissiman,Alice L Bhasale, Marc Cohen. Garlic for the common cold. Cochrane Database Syst Rev. 2014 Nov; 2014(11): CD006206. Published online 2014 Nov 11. doi: 10.1002/14651858. CD006206.pub4
[43]Josling P. Preventing the common cold with a garlic supplement: a double-blind, placebo-controlled survey. Adv Ther. 2001 Jul-Aug;18(4):189-93.
[44]Leyla Bayan, Peir Hossain Koulivand, Ali Gorji. Garlic: a review of potential therapeutic effects. Avicenna J Phytomed. 2014 Jan-Feb; 4(1): 1–14.

[45]Biljana Bauer Petrovska, Svetlana Cekovska. Extracts from the history and medical properties of garlic. Pharmacogn Rev. 2010 Jan-Jun; 4(7): 106–110. doi: 10.4103/0973-7847.65321

[45]Voß S, Schnakenberg R, Weckbecker K, Bleckwenn M. Prevention of Infections of the Upper Respiratory Tract. Laryngorhinootologie. 2018 Aug;97(8):529-536. doi: 10.1055/a-0589-3591. Epub 2018 Aug 6.

[46]www.infranken.de vom 05.11.2020

[47]www.sueddeutsche.de vom 30.03.2015

[48]Gerhard May – Virustatische Wirkung von Pflanzenextrakten, 1981

[49]www.lungenaerzte-im-netz.de vom 18.09.2020

[50]Charly Kahle, 28.07.2017

[51]Pflanzliche Virenkiller. Immunstärkung und natürliche Heilmittel bei schweren und resistenten Virusinfektionen.: Heilkräuter, die erfolgreich Viren abwehren und Infektionen bekämpfen können; Stephen Buhner, Herba Press, S.45-50

[52]www.brain.effect.com

[53]Murphy EJ, Masterson C, Rezoagli E, O'Toole D, Major I, Stack GD, Lynch M, Laffey JG, Rowan NJ. β-Glucan extracts from the same edible shiitake mushroom Lentinus edodes produce differential in-vitro immunomodulatory and pulmonary cytoprotective effects. Implications for coronavirus disease (COVID-19) immunotherapies. Sci Total Environ. 2020 Aug 25;732:139330 - doi: 10.1016/j.scitotenv.2020.139330. Epub 2020 May 11. PMID: 32413619; PMCID: PMC7211630.

[54]Caruso T.J., Gwaltney J.M. Jr. Treatment of the common cold with echinacea: a structured review. Clin Infect Dis, 2005, 40(6), 807-10 Pubmed

Karsch-Völk M., Barrett B., Kiefer D., Bauer R., Ardjomand-Woelkart K., Linde K. Echinacea for preventing and treating the common cold. Cochrane Database Syst Rev, 2014, CD000530 Pubmed

Koenig K., Roehr C.C. Does treatment with Echinacea purpurea effectively shorten the course of upper respiratory tract infections in children? Arch Dis Child, 2006, 91(6), 535-7 Pubmed

Manayi A., Vazirian M., Saeidnia S. Echinacea purpurea: Pharmacology, phytochemistry and analysis methods. Pharmacogn Rev, 2015, 9(17), 63-72 Pubmed
Shah S.A. et al. Evaluation of echinaceae for the prevention and treatment of the common cold: a meta-analysis. Lancet Infect Dis, 2007, 7, 473-480 Pubmed
von Maxen A., Schoenhoefer P.S. Benefit of echinacea for the prevention and treatment of the common cold? Lancet Infect Dis. 2008, 8(6), 346-7 Pubmed
[55]www.pharmawiki.ch
[56]Pflanzliche Virenkiller. Immunstärkung und natürliche Heilmittel bei schweren und resistenten Virusinfektionen.: Heilkräuter, die erfolgreich Viren abwehren und Infektionen bekämpfen können; Stephen Buhner, Herba Press, S. 243, 262; S. 247/248
[57]www.phytoscout.de
[58]www.rosenfluh.ch, 1. Januar 2010, Christoph Bachmann, Ars Medici Thema Phytotherapie 01/2010
[59]A Timmer, J Günther, E Motschall, G Rücker, G Antes, WV Kern: Pelargonium sidoides extract for treating acute respiratory tract infections. In: The Cochrane Database of Systematic Reviews. 10, 22. Oktober 2013, S. CD006323. doi:10.1002/14651858.CD006323.pub3. PMID 24146345
[60]Prof. Dr. Hademar Bankhofer; Dr. med. Traugott Ullrich; Prof. Dr. med. Franz D. Daschner; Prof. Dr. med. Heinrich Matthys: Pressekonferenz „Akute Bronchitis – heute Husten, morgen Asthma? – Chronisch obstruktive Lungenerkrankungen nehmen atemberaubend zu!“, Hamburg, 18. September 2003, veranstaltet von der W. Spitzner Arzneimittelfabrik GmbH, Ettlingen.
[61]Dr. Daniela Oesterle – 3. November 2019, Netdoctor
[62]Der Spiegel, Nr. 43, Seite 19
[63]H. Gerhardt, F. Seifert, P. Buvari, H. Vogelsang, R. Repges: Therapie des aktiven Morbus Crohn mit dem Boswellia-serrata-Extrakt H 15. In Z. Gastroenterol. 39, 2001, S. 11–17.
Gupta u. a.: Effects of Boswellia serrata gum resin in patients with

ulcerative colitis. In: Eur J Med Res. 1997, Nr. 2, S. 37-43
Gupta u. a.: Effects of Boswellia serrata gum resin in patients with bronchial asthma: results of a double-blind, placebo-controlled, 6-week clinical study. In: Eur J Med Res. 1998, Band 3, Nr. 11, S. 511-514

[64]www.rosenfluh.ch - Phytotherapie Nr. 3, 2007 und www.rosenfluh.ch – 21. Schweizerische Tag für Phytotherapie, Baden, 23. November 2006, Matthias Rostock, veröffentlicht am 1. März 2007 im Ars Medici Thema Phytotherapie 01/2007

[65]www.vivantes-blog.de vom 08.06. 2020

[66]Pflanzliche Virenkiller. Immunstärkung und natürliche Heilmittel bei schweren und resistenten Virusinfektionen.: Heilkräuter, die erfolgreich Viren abwehren und Infektionen bekämpfen können; Stephen Buhner, Herba Press, S.141, S.207, S.224 bis S. 226, S.271/272

[67]www.phytoscout.de vom 24.03.2020

[68]www.naturrreine-aetherische-oele.de – ein Blog von Sandra Jung, bei ihr kann man auch Öle online bestellen.

[69]www.wobenzym.de

[70]Cynthia Möthrath, 14.10.2020

[71]www.dr-h-muench.de

[72]Günther Heepen, „natürliche Virenkiller“, S.73

[73]Carina Rehberg am 23. Oktober 2020 – www.zentrum-der-gesundheit.de

[74]Antiviral Research, Online-Veröffentlichung am 10.1.2020

[75]Philipps-Universität Marburg – www.lungenaerzte-im-netz.de vom 11.03.2020

Bildverzeichnis

S.10, 12, 13, 16, 18, 20, 30, 32, 34, 39, 40, 58, 72, 80, 100, 103, 109, 123, 134, 141 © Copyright Getty Images https://www.istockphoto.com/de

S.23, 25, 27, 37, 42, 44, 47, 50, 54, 66, 68, 73, 76, 77, 87, 89, 92, 95, 98, 102, 105, 107, 115, 119, 127, 130, 136, 138, 143, 145, 148 © Copyright https://pixabay.com/de